# 不想
# 禍延三代，

# 你該知道的
# 環境荷爾蒙

## 消費覺醒！慎選更安全與友善環境的產品

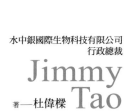

水中銀國際生物科技有限公司
行政總裁

Jimmy
Tao

著——杜偉樑

## 陳德福
醫學博士、台大醫院神經外科醫師、美容醫學專科醫師

身為一位神經外科醫師的我，見到無法幫得上忙的患者，總是會深感惋惜。近年來，「環境荷爾蒙」與神經退化乃至於全身多處癌化的議題，逐漸為人們所重視，但是如何避免接觸與如何辨識無害產品，仍是需要給人們更多教育與建議。感謝 Jimmy，出於無私分享的精神，介紹了這個對於所有人都重要的議題，也希望這個社會與管理單位，能夠為全人的健康多把關，讓我們處於無毒家園，食得安心、用得放心。

## 麥理士（CLARK MAK）
香港誠品文化有限公司法務顧問

將深奧同新奇的小魚兒科學，用「貼地」方式全面呈現在忙碌都市人面前。著作凝聚筆者心血心力，層累積疊千個夜晚。

## 楊鼎立
she.com 國際股份有限公司行政總裁暨創辦人

每一個創業者都是為了追夢而活的。夢有大、有小。而創業過程有喜、有怒、有哀、有樂。由認識 Jimmy 的第一天開始，我已經知道他是一個追求大夢想的創業者。他追求的不只是他個人的夢，而是一個全人類都在想和在做的夢 ──安心地使用每一件產品，以及放心地享用每一口美食。

今天的水中銀已經開始改變人類對產品安全的認知。我期待未來的水中銀能為人類生活的要求重新寫下定義。

## 鄭淑嫻

香港城市大學生物醫學系分子醫學講座教授

「病從口入，禍從口出」是中國人的傳統智慧。然而如何能夠避免食用有問題的食物，我們的祖先，就沒有詳細的解說。多年來，Jimmy 在這個問題上花了很多工夫及努力。他知道食品安全是一項結合科學檢測和大眾傳播的學問。在這一本新書中，Jimmy 跟大家分享他寶貴的經驗及實踐的過程。我相信廣大讀者一定受益良多。

......

## 傅曉田

鳳凰衛視《風雲對話》節目主持人

感謝《不想禍延三代，你該知道的環境荷爾蒙》帶給我們肉眼看不見的真相。所有為真相所做的努力都值得尊敬！所有益於健康、美麗的作品都值得傳播和支持！

......

## 謝霆鋒

知名藝人、鋒味控股有限公司創始人

To Jimmy, innovative ! original ! made in hong kong ! to see a team investing over 10years on anything is respectable ! Congratulations! Nic

## 何建宗（銅紫荊勳章、太平紳士）

香港環境科學院院長、香港極地研究中心創會主席、前香港公開大學科技學院院長

公共衛生是人類生存的關鍵，也是社會可持續發展的核心。可憾，隨著人類活動增加，在社會上製造出來的環境毒物卻加倍累升，其威脅度直接影響到全球生命和歷史的存亡。

根據最新公布的科學調查結果，全球有 1.25 億人每天暴露於超乎「世界衛生組織（WHO）」建議有毒汙染物水平的惡劣環境，導致了百病叢生、不孕、殘癈、痛苦、死亡，甚至乎地球多樣化的減少。汙染無處不在，就算是住在南極的企鵝，從牠們體內脂肪中分析出的毒物，竟與文明世界中人類肚腹所積累的種類和數量一樣繁多！大德天生，我們何其折墮？

更令人擔憂的是，受汙染影響最深的，是貧窮國家和弱勢族群，他們既缺乏醫療保障，甚至連知識也十分缺乏。這些國家和族群，既需要辛苦勞碌去賺錢營生，更默默地忍受痛苦的折磨，從公義的角度看來，我們飽讀詩書、生活安逸的人，情何以堪？更令我們感慨的是：最終我們亦與他們同一苦痛命運，對於如何增加壽命和健康束手無策，徒嘆「日光之下，並無新事」！

人類是地球的管家（Stewards），我們要群策群力，共同承擔，在經濟與社會發展的同時，注意健康衛生和環境保護。公眾參與的根本，就是資訊透明和普及。本書以簡明而理性的筆觸，將積存於空氣、飲料、食品和家居生活的毒物仔細言明；更以信仰和道德上的大愛，貫徹表現於文字語句之中，令我們對重金屬、內分泌干擾物、持久性有機汙染物等的存在、測試、防範和管理有深度而感人的認識，實屬難能可貴之作！但願作者和讀者同感一靈、同得造就。中國正邁向富強，我們也要努力爭取衛生、健康、環保和安全公義！

2018-06-07 寫於北極斯瓦爾巴的研究基地

— 5 —

# 余遠聘

世界綠色組織行政總裁

　　現代生活充斥著各式各樣的化學物，不只是天然的，更多是人工製造的。它們存在於空氣、水源、食物及日用品中。我們的生活離不開它們，可恨它們卻並不全是「善類」。不少有害化學物會於生產、運輸及棄置過程中，被空氣、水源及其他生物吸收，破壞生態系統之餘，最終透過食物鏈危害各種生物，包括人類的生育、免疫系統及健康。

　　更可恨的是它們全是「千面女郎」，有好有壞之餘，更經常「變臉」；以不同名稱、形態及身分出現於我們身邊。如雌激素，適當運用可以令皮膚變得白滑，過量則會引發癌症，最可怕的是會「禍延三代」。可惜因其真面目模糊，一般消費者難以辨識，致經常過量攝取而不自知。

　　事實上不少市民並未了解雌激素的禍害。早有專家指出，雌激素是繼氣候變化，其中一個嚴重威脅人類生存的問題。所以歐盟、美國，甚至台灣等地亦相繼規管、禁用，甚至將相關貨品下架，足證問題之大，我們必須嚴陣以待。

　　然而華人社會普遍對此認識不深，法制更遠遠落後。所以 Jimmy 能夠以創新科技，為大家檢測生活中各種含有雌激素的產品，同時教育公眾認識雌激素禍害，強化消費者資訊的工作，實在十分有意義。

　　做為一直關注環境及民生的環保團體，世界綠色組織很高興能與 Jimmy 和他的公司水中銀合作，為生態及市民把關。寄望大家更認識化學物與生活、健康和環境的密切關係，從雌激素、有害化學物中保護自己、家人以及環境。

# 李宗德

和富社會企業會長、和富慈善基金主席

以往我們說「保持健康」，今天則變成「獲取健康」，原因是，靠有規律的生活作息和均衡的飲食，也未必保障健康。健康似是越來越難得到。

一方面，當我們生活隨著經濟發展而改善，同時要付出寶貴而不可彌補的代價。地球排解汙染物的容量早已超出飽和，越來越多有害物質圍繞在我們的周圍！戴奧辛、大腸桿菌、PM2.5，以往只是出現在課本的字眼，今天已成為大家的生活用詞。

另一方面，也是比較難處理的，是人造化學物質和農藥。從出產的層面來看，化學物和農藥有提升糧食品質和產量的功能，但諷刺的是，使用過量與不恰當則會危及人類健康，除害劑變「加害劑」。如何衡量其中利害，我們需要科技的協助。

反式脂肪、基因改造，當然包括本書作者杜偉樑（Jimmy Tao）重點研究的內分泌干擾物，這些不利人體的元素，充斥在我們日常生活的飲食，彷彿在每人身體裡下一個個計時炸彈。雖然如此，這本作品面世，再一次體現出科技對檢測和預防疾病的角色。

檢測科技可以篩選出安全的食物和消費品，讓我們免受有害物質引發嚴重疾病，長遠來說也可「以檢制病」降低公共醫療負擔和衛生風險。

另一邊廂，公眾和政府對新科技的認知與信任也是相當重要。古云「苟日新，日日新，又日新」，我們要建立接受新事物的胸懷，科技是日新月異的，新穎的檢測方式與標準雖然問世未久，但它們許多都經得起嚴謹的科學驗證。若我們對這些新科技由保守轉趨開放，不只讓這些檢測得到發展，甚或促進它們應用在更廣泛的用途。公眾肯用新科技，科技就會有變化空間。

相信本書之出版，對廣大讀者定有所啟發及裨益。

# 李家倫（Clive）

一丹獎基金會行政總裁

　　首次認識 Jimmy，是在「龍滙100」全球傑出華人青年領袖論壇，轉眼已是十三年前。一直被他的個性深深吸引，有人會說他「任性」，我更認為應該說是「堅持」──「堅持」於不平凡的人生，「堅持」於信仰的正義感，「堅持」於對公眾，尤其孕婦、母親及孩子的健康保護。

　　從被視為教育下的犧牲品，到視為天才的資優生，Jimmy 一直不甘於平凡。當年真的沒想到一次赴美之行，會將他從非常成功的環保電力設備青年企業家，引領到肩負使命的「水中銀」，遏力避免有害物質（內分泌干擾化學物）導致孕婦、母親及孩子患上癌症，或是夫婦不孕等嚴重問題。而這種會干擾生物體內荷爾蒙作用的有害物質，卻是每天隱含於眾多日常用品，尤其所謂的「護膚」美容產品，或是所謂的合格「嬰兒產品」！

　　而面對眾多日常用品企業的刻意隱瞞，Jimmy 竟然決定把自己全身投入當中！

　　Jimmy Tao 已等同於一份力挽狂瀾的洪荒之力的代名詞。

　　Jimmy Tao 讓好像不可能的事，成為香港的一個傳奇，亦寫入了香港的歷史。他讓香港的科研，打響國際的名堂，獲得瑞士第 43 屆日內瓦國際發明展最高榮譽大獎；他激勵了本土的初創企業，獲得了前財政司司長、南豐集團董事長兼行政總裁梁錦松的投資，打造本土「獨角獸」，成為創業典範；更令我感動的是他讓健康知識進入了家庭，深入淺出的讓父母知道了內分泌干擾物的危害性。

　　今天聯合國可持續發展目標（UN Sustainable Development Goals）已於目標 3「良好及健康的福祉」中，列明要將每年全球因癌症死亡案例由 1300 萬件大幅減少三分之一。想要在 2030 限期前達成目標，有賴有良心的企業及有智慧的消費者，而當中「水中銀」正正起了不可取替的監察者與倡導者的角色。

我身邊的朋友也在減少使用含內分泌干擾物的美容產品後，終於成功懷了孩子。感謝 Jimmy 的「任性」，感謝 Jimmy 的「堅持」！雖然 Jimmy 常把我當成「媒人」，但我更感謝的是在我同時堅持自己對於青年教育的信念，有他這樣的好兄弟一直同途支持。他常說被我「感動到」，所以義務成為我所創立青年組織香港智營的 YES 導師（mentor)，但今天我也想藉著這個機會告訴他。沒有他，我也不可能走得這麼遠。

期待我們勇創人生的下一個十年，Jimmy！

..............................

# 洪誠孝
德國騰德集團副總經理、大中華區服務創新計畫負責人

塑化劑、雙酚 A、戴奧辛……這些化學名詞近年在媒體上相當火紅！但你知道他們是什麼？又是怎麼影響我們的健康、甚至後代的健康嗎？

本書作者杜偉樑先生關注「環境荷爾蒙」議題多年，甚至身體力行從事檢測技術的創新，努力推動環境解決方案與科學知識的教育，嘗試讓我們有能力免於這些不健康的危害。從我身為一個檢驗技術服務者的角度而言，本書的專業度與普及度兼具，不僅是一本「實務研究經驗談」，更是一部讓你「迅速了解環境荷爾蒙危害」的知識文本。而且，不同於一般教條式艱深的化學書籍，本書是作者將自己豐富的經驗轉化為貼近生活的案例與直接易懂的文字，闡述各種環境荷爾蒙的危害，因此無論是入門閱讀或研究參考，都非常適合！

1972 年，聯合國在斯德哥爾摩發表了「人類環境宣言」，強調了「環境權（Environmental Right）」的重要性，倡議人民的基本福祉應該包括對環境品質資訊、永續，與安心的權利。所以，身為一個關注環境、食安、健康議題的知識人，別讓自己的環境權睡著！如果你在乎相關議題，當然你一定要看這本書，一定會讓你心有戚戚！如果，你認為這些物質離你很遠，習慣於「眼不見為淨」，那你更更更一定要好好閱讀過，看看那些看不到的殺手怎樣殘害你的細胞，絕對讓你膽顫心驚！

# 胡曉明

港區全國人大代表、菱電發展有限公司主席、中國香港體育協會暨奧林匹克委員會副會長

　　古語有說：「民以食為天，食以安為先」，可見「食品安全」對人類來說有多重要，國家主席習近平和總理李克強均多次在他們的講話及政府工作報告中提到，「要人民食得安心，保證舌尖上的安全」。這幾年，國家在食品安全問題上確是做了不少工夫。我一直十分關注這個問題，並從 2013 年擔任港區全國人大代表起，便積極就香港及內地的食品安全問題向中央政府及特區政府提出建議，更有幸參與 2015 年中國《食品安全法》的修訂。

　　香港與內地的關係越來越密切，由治安、文化，至飲水和食品，兩地均有互通機制以便適時作出應對，加上香港特區政府對所有進出口食品都有嚴格的規定，因此市民不用太擔心。可是，在現今資訊發達的年代，每當內地有黑心食品或假冒食品的事情被揭發，問題便會嚴重影響到國家的形象和聲譽。因此，我十分贊同及支持作者杜偉樑先生的理念，他用科研去對市面上食用品進行檢測和認證，並從而保障人民的健康。

　　癌症是發達國家和城市其中一種最常見的疾病，它亦是香港的頭號殺手。根據衛生署的資料顯示，在 2016 年 4 萬 6 千多名因疾病而死亡的人數中，近三成人死於癌症。杜偉樑先生在著作中，以科學的角度，將深奧的科學研究，以顯淺的文字與各位讀者分享，並且教授讀者選擇比較安全和天然產品，以減低患癌的機會，體現了作者對科學改善醫學和人們健康的執著，以及對社會的關愛。

　　作者從他在科學的專長，以及其公司的研究成果，與大眾分享他的經驗，這實在是讀者之幸。期望作者繼續努力，追蹤研究，並且開拓更多新成果，讓市民大眾吸取到更多有關科研促進健康的資訊，並讓人民的健康獲得更好的保障。

# 梁淑儀

鑽的創辦人暨行政總裁、乳癌放下・重生・者

感謝 Jimmy 邀約為他多年的心血傑作寫序，執筆之時，我剛完成了二十五次電療，經歷了術前術後的化療和乳房全切及重建手術，不知不覺我已經踏入了第十個月的乳癌治療旅程，未來半年還有口服化療以及為期十年的荷爾蒙治療需要完成。

絕大部分罹患乳癌的女士很害怕被別人知道自己患有這個大病，不單是不想別人擔心自己生命的安危，更是不懂得如何表達內心感受和經歷，很怕尷尬和人言，甚至感到丟臉！

我對這普遍現象感到痛心，患重病不是罪，而是一個「重生」的機會，去檢討自己過去的生活習慣。因為乳癌，我才開始更認真研究食物成分標示，更努力學習致癌的風險，「放下」以往只著重工作滿足感的生活模式，把「健康」放回最首位。過去九個月以來，我真真實實地感受到人體的奧妙，如何可以活得更有自主性。

不過，要透過患癌來「重生」，代價實在太大了，況且不是每個人的身體狀況、精神意志、經濟能力和照顧支援等條件，也足以應付漫長而充滿挑戰性的癌症治療。要防止更多不幸的病例發生，我想，社會是時候來一場更大的商業革命，透過每天無時無刻也在進行的商業交易，齊齊推廣和實踐防癌抗癌的長遠工作。

感謝 Jimmy 領導的「水中銀」團隊，定期發布小魚測試不同食品和用品的實驗結果，做為乳癌患者，每每看到發現「類雌激素」的成分便會感到滴汗，這是消費者真正的要求還是生產者純粹的自私!? 我沒有專業的調查，但以我創辦「鑽的」無障礙的士的經驗，更明白什麼是「純商業角度出發」的思維。一般從商的朋友，只奉行本小利大和利潤最大化的金科玉律，人類的健康？留給醫生處理吧！

另一邊廂，消費者自己也有責任，尤其容易輕信商業廣告而不看成分標示，不用心去研究什麼才是帶給自己真正的健康，至少也要適合自己的體質

才食用呢！當然，市場容許有什麼產品出現，政府仍是責無旁貸的第一把關，最近政府建議放寬日本福島縣附近四個縣的農產品輸入香港，看來又是龐大經濟誘因推動下的成果，因為過去幾年替代品已建立了一定市場，消費者並沒有重新開放這些農產品輸入的聲音。經歷了癌症的我，唯有期望真正精明而龐大的消費力量，足以警惕所有政商決策人，不要把人類的健康和家庭幸福抵押在經濟利益上，維持消費品的安全可靠是不可輕視和無價的神聖責任。

....................................

# 許紹基

香港皮膚科名醫、英國倫敦皇家內科醫學院院士

我們人類社會需要生存和發展，就必須要有安全、可持續的環境以及不斷改善的健康生活，而所有這些，又必須建基於科學包括醫學等生命科學的不斷發展。

科學的發展，就好比一個不斷擴大的圓形，圓形內是已知的，圓形外是未知的，圓的面積是知識，圓的周界便是邊沿科學。隨著圓形不斷增大，我們的知識便越豐富，而另一方面，我們接觸到未知的事物也越來越多。

在以往，我們只懂得用化學的方法去檢測、去判斷我們日常應用物品的安全性；而現在，由於水中銀團隊在生命科技領域中的重大突破，使得我們得以用生物科技的方法去檢測和判斷我們日常用品的安全性，這對於我們不斷改善我們的生活環境，免受各種新舊汙染物的慢性侵害，有著非常重要的作用。

香港的醫學水平一直位居世界前列，香港人的壽命之長亦位列世界前茅，我深信，Jimmy 和他團隊在生命科技的貢獻，一定會造福社會，造福人群，我會為你們的發展而感到自豪！

# 陳雪平

歐盟及英國註冊毒理學家、特許生物學家

　　你可能不知道什麼是內分泌干擾物（Endocrine Disrupting Chemicals, EDCs），但對 EDCs 所造成的很多健康問題，如癌症、不孕、性早熟、神經紊亂、肥胖、糖尿病、自閉、智力低下和發育畸形等，一定不會陌生。EDCs 可能正在影響著你和家人的健康，也正影響著咱們地球的可持續發展。

　　法規存在滯後性，我們所面臨形勢相當嚴峻。全球有超過 100,000 種商用化學品，並且每年以幾千種新品速度增長。要證實一種化學品是 EDCs，可能需要幾年甚至十幾年的研究，累計足夠科學數據後，還需克服化工利益集團的抗議，才有機會立法規管。而政府規管一旦生效，商家即刻使用功能相似、安全性未知的化學品替代。以大家可能都聽說過的雙酚 A（BPA）為例，經過 10 多年的科研累計，證明雙酚 A 是有雌激素活性的 EDCs，當很多國家和地區開始禁用含雙酚 A 的塑膠奶瓶和嬰兒學習杯等產品時，商家即刻改用含 BPAF、BPF 或 BPS 的塑料取而代之，然而最近多個研究發現這些替代化學品並不比 BPA 安全。

　　單個化學品的安全不代表混合物的安全，而我們日常卻是一直處於化學品雞尾酒效應中。雖然近年科學家已經認識到研究混合物毒性的重要性，現有的官方檢測技術還處於單獨化學品測試標準，雖可確證所測試化學品合於法規，卻不能確保產品安全。在我過去十多年的轉基因魚胚胎測試研究中經常發現，很多化學品混合在一起時往往會有出乎意料的混合效應，而市場出售的個別食品和護膚化妝品的雌激素活性可達到值得密切關注程度。

　　因此，關注 EDCs，完全依賴科學家去推動政府及相關利益團體的力度是薄弱且不夠的。非常需要加強科普，提升公眾對內分泌干擾物的安全意識。Jimmy 這本書以明白易懂的語言和科學事實，為大家講述了 EDCs 的危害，更重要的是提出了很多挑選安全產品的生活指引，希望大家能夠從每日生活中減少使用含 EDCs 產品做起，共同為穩住 EDCs 這艘「鐵達尼號」免撞冰山出份力量。

# 溫秀微

PwC 羅兵咸永道食品行業誠信服務主管合夥人

於寫這篇文章時剛剛與 Jimmy 認識了一年，我與 Jimmy 本應是風馬牛不相及，但在機緣巧合之下我們成為了好朋友及工作夥伴。除了說是有緣及大家工作理念和使命一致之外，我也想不到有什麼原因。所以當他跟我說要出版這本書並邀請我寫這篇序的時候，我二話不說便答應了。

其實 Jimmy 本身的工作已經很有意義，我們成為合作夥伴的最主要原因，是由於他們研發的技術，能把一些傳統化學測試不能測出的有害物質，例如三聚氰胺、餿水油、戴奧辛、蘇丹紅……等，都能很準確地測試出來。這些都是由一些不法商人為了利益非法加入，或因為環境汙染產生的有害物質，對人體非常有害。由於法規的限制，並非所有市面販售的食品都是百分之百安全，要保護自己及家人的健康，有時也需要依靠有良心的企業或自己小心去選擇。

我很佩服 Jimmy 可以用自己工作中所得到的知識幫助人，真的是很難得及有意義的事。我爸爸是於 9 年前癌症逝世的，雖然我不是醫生，我亦知道癌症病發有很多原因，但科學家的研究已證實內分泌干擾化學物與癌症的關係，如果生命可以重來，我一定會小心選擇安全的食品給我爸爸，因為失去最心愛的家人真的很痛心的。

我相信這本書一定能給大家一些指引，希望大家可以去幫助自己及家人朋友選擇更安全及天然的產品。最後，借 jimmy 作者序的標題再說一次——別讓潛伏毒物奪走你我「及最愛家人朋友」的未來！

# 小心！別讓潛伏毒物奪走你我的未來

　　過去幾年間，因為工作緣故與多個國際知名彩妝護膚品頂尖科研團隊，以及歐盟、美國、中國等多國政府相關部門和科學家合作共事、交流經驗，獲得關於內分泌干擾化學物[1]（Endocrine Disrupting Chemicals, EDCs）的豐富知識，使筆者深刻意識到，EDCs 正潛伏在我們每日的衣食住行中，毒害著你我、還有我們下一代的健康，不分男女老少。

　　2014 年初，世界衛生組織（WHO）發表令人不安的《全球癌症報告 2014》，預測全球癌症病例將呈現急速增長態勢，「由 2012 年的 1,400 萬人，逐年遞增至 2025 年的 1,900 萬人，在 2035 年將達到 2,400 萬人[2]。」單看 2012 年的數字，新增癌症病例有將近一半出現在亞洲，其中以中國佔大部分，而中國新增癌症病例更高居全球第一位。試想，如果能在得病前多做些預防性工作，對於這千萬病人和他們的家人來說，無疑是一件最令人喜悅的美事！

　　然而不知何故，EDCs 在歐美是天大的公共衛生議題，在華人社會卻鮮為人知。科學家相信內分泌干擾化學物與乳癌、子宮癌、卵巢癌、前列腺癌和睪丸癌等癌症發病率大幅提高關係密切，並非只是新聞報導比例較高的的塑化劑問題。有鑑於華人社會對這潛在的人類大災害認識有限且零碎，筆者

---

1　內分泌干擾化學物（Endocrine Disrupting Chemicals, EDCs），又稱內分泌干擾物，在台灣慣稱為「環境荷爾蒙」。基於通俗普遍及符合學術精確性的考量，相關學者專家建議主管機關發布正式文件時，以「環境荷爾蒙（內分泌干擾物）」做為統一使用之專有名詞。

2　世界衛生組織 2012 年全球癌症數字來源：http://globocan.iarc.fr/Pages/fact_sheets_cancer.aspx

出於信仰的正義感，以及喜歡分享的性格，希望藉由文字為大家深入淺出介紹 EDCs 最新科學研究知識和應用，特別是針對影響最廣泛的類雌激素內分泌干擾物。

透過你我生活中熟悉的例子，將內分泌干擾化學物在常見消費品所造成的健康、環境問題及科學證據傳達給民眾。筆者相信知識就是力量，並期許這本書能成為協助民眾選擇更安全和天然產品的指引。

杜偉樑

# 你該知道的環境荷爾蒙（內分泌干擾物）

中國人有著「差不多先生」的血統，再加點「小事精明，大事糊塗」的視野，你問他們：什麼是人工合成荷爾蒙？或者內分泌干擾物？相信很多人會回說不知道，而且不感興趣。但如果你家中有小寶寶，選購嬰兒產品卻不懂得避開雙酚 A/Bisphenol A（BPA），那麼你一定不及格！

女性在購買護膚化妝品時，看見包裝上有 Paraben-Free（不含對羥基苯甲酸酯類防腐劑）字眼，或許一知半解，但總感覺好一些，天然一點。譬如在台灣和香港頗具知名度的日系美妝品牌芳珂（FANCL），最初引進就是憑著「無添加」這個賣點在市場上迅速打響名號。

即使平日再不關心時事，疏忽重大社會議題，健忘的國人總多少記得：導致孩童腎結石、女嬰性早熟的三聚氰胺（Melamine）毒奶粉，或近年兩岸三地多次報導的有毒鎘米事件——都是內分泌干擾物家族成員釀的禍！

其實，內分泌干擾物給人類帶來的大災害不是什麼新鮮事。早在 1970年之前，被認為強效安全藥物的己烯雌酚（diethylstilbestrol, DES），一種由人工合成的雌激素作用化合物，曾做為醫生處方藥劑，用來預防流產，廣泛施用於治療多達 500 萬名易流產的女性。多年後卻發現，服用此藥物的孕婦所產下女嬰有 25% 出現陰道、子宮等生殖系統發育不全，造成癌症病變的問題。

另一例子為著名的合成農藥和殺蟲劑滴滴涕（Dichloro-Diphenyl-Trichloroethane, DDT）家族。做為全球毒害，它們曾為人類創造「乾淨舒適」的環境，諷刺的是，發明人還因此獲得 1948 年諾貝爾化學獎。雖然多數國

家已經禁止或限制製造及使用 DDT，但是這些災難就像核事故一樣，科學家發現 DDT 在環境中非常難分解，並可在脂肪內蓄積，對人類和動物的長期毒性，包括基因毒性、內分泌干擾作用和致癌性影響，至今仍未能消除。

再告訴你一個「不方便的真相」。

**自工業革命以來，我們所使用有記錄註冊的人造化學品超過 87,000 種，並且每年大約有 2,000 多種新的化學品進入市場，其中泰半人造化學品沒有經過內分泌干擾安全測試便被大量應用於日常消費品中。**

雖然如此，筆者並不是說所有大企業、大品牌都在掩蓋這不光彩的事實，而是過去幾十年，我們的科研和消費市場一直只專注於提升產品的功能效果，再用上美麗的名人明星代言和電腦特效無限放大……掏腰包買產品的民眾是否也應該重新省思，主動去了解廣告背後未被提到的另一面，要求並督促廠商提供消費者諮詢管道，以及在商品包裝上清楚標示產品成分 ?!

歷史災難告訴我們的，大多數都屬於事後孔明。上個世紀我們耗費了幾十年時間，才終於戰勝菸草和石油公司，確認所謂「吸菸有害」和「含鉛汽油有害」，而今天眼看人造化學品充斥在我們周遭，沒有人會否認一個簡單的事實：**換上內分泌干擾化學物（EDCs），歷史災難正在你我身上重複上演。**

經過十餘年的研究，2013 年初聯合國世界衛生組織最新發表出版的《2012 內分泌干擾化學物科學報告》（State of the Science of Endocrine Disrupting Chemicals 2012）指出，這些內分泌干擾物對人類的潛在害處數之不盡。例如增加女性罹患乳癌及子宮癌、男性罹患前列腺癌發生機率，降低男性精子數量和品質，在胎兒發育階段影響中樞神經系統的發展，以及造成男童女性化，提高生女比率和女童性早熟的機會，甚至引起肥胖症、引發甲狀腺癌、降低人體免疫力等等。

由於內分泌干擾物廣泛存在消費品與環境中，美國國家環境保護局（Environmental Protection Agency, EPA）已經把有關問題列為繼臭氧層空洞與溫室效應之後，由人類所造成的大災害。「內分泌干擾物的汙染」也引發了西方國家企業、監管機構和立法組織的高度重視與相關法規變革。這一

切，只是這場運動的開始，而您，絕不可以不知！

由於內分泌干擾化學物的種類和影響很廣，本書除了提出常見內含EDCs 產品的生活例子，主要討論當中國際研究最多且影響最廣泛的「雌激素干擾素」，也稱為女性荷爾蒙干擾素或類雌激素。

讀完本書後，你會發現這些化學品就像香港某超商廣告口號——「**經常都在你左右**」，或許因此重新思考我們的健康與每日選擇消費品的直接關係。期待這本書可以幫助你「選擇作出選擇」（Choose to choose），別讓環境荷爾蒙（內分泌干擾物）的影響延續至下個新世代。

# 第1章｜什麼是內分泌干擾化學物？

# 第2章｜新型「全球威脅」

# 第 3 章 │ **EDCs 對生理健康的影響**

# 第4章｜無處不在的 EDCs

# 閱讀之前

　　本書出版目的不是要增加大眾對現時食品和用品安全存在的負擔，而是想重申和說明內分泌干擾化學物這個重大廣泛的問題，與最新病學研究和檢測科學發展如何與你我健康息息相關。

　　書中內容不管是己身經驗或引述第三方資料，文字或許偶爾不小心過於學術性，又或者太漫不經心，不論同意與否，都希望讀者能用開放、自由的心靈去讀取，因為重點不只在於頁面上的文字，而是在閱讀過程。若本書能夠引發思考，讓大家對傳統化學檢測（Testing 1.0 技術）判斷所謂「安全食用（或使用）」的盲點有所認識，筆者的願望也就實現了。

　　另外，現在共事的合作夥伴大多是西方大企業，它們看到的不單是內分泌干擾物導致的環境災難，甚至已經洞察未來主導產品市場變化的潮流，並且積極做好準備。做為亞洲華人商業營運者，希望亦能留意到書中提及對雌激素物質敏感和關注的群體數字之龐大。

　　產品一旦缺乏成分標示，消費者購物幾乎無從選擇。現今市場上雖然已有為麩質不耐症者標示「不含麩質」（Gluten-Free）的食品，從蛋糕、餅乾等甜點到麵包、麵條、零食，琳瑯滿目，但對於更巨大的「雌激素安全」[3]（Estrogen-Safe）認證，在食品及日用品市場的消費需求卻尚未被滿足。

---

3　2017 年 5 月，水中銀（國際）生物科技有限公司（簡稱「水中銀」）宣布應用全球獨家「轉基因鯖鱂魚」及「斑馬魚」胚胎毒性測試技術於日常食用品及護膚品，架設全球首個以生物測試 Testing 2.0 技術做產品檢測的消費品安全資訊平台——「小魚親測」，為符合更高安全標準的產品做認證計畫，把產品檢測結果的安全屬性分為三類：綠魚代表「品質卓越」；黃魚代表「基本合格」；紅魚代表「有待改善」。其中主要檢測項目包括雌激素活性測試，凡雌激素活性含量低於其他同類產品或在容許範圍內，即可獲頒綠魚安全標誌證書，並獲得授權使用綠魚安全標誌。消費者只要認明商品上的綠魚安全標誌，便可以安心選購相關產品。

過去幾年，標榜綠色和有機的產品在全球市場一直保持二位數的成長，開發「雌激素安全」的商品不單純是商機，也是順應食品安全的潮流和履行社會責任，有不分地域的實在需求。試問，只要有「選擇」，正常人會購買對自己身體有負面影響和汙染環境的商品嗎？

# 第1章　什麼是內分泌干擾化學物？

前面做過簡單說明，內分泌干擾化學物（或稱內分泌干擾物，Endocrine Disrupting Chemicals, EDCs）在台灣慣稱為「環境荷爾蒙」，考量要通俗普遍又要符合學術精確性，學者專家建議主管機關以「環境荷爾蒙（內分泌干擾物）」發布正式文件。而顧名思義，究竟它和內分泌系統有什麼關係？

## 內分泌系統 vs 內分泌干擾化學物

### 內分泌系統

內分泌系統也稱為激素系統，存在於所有哺乳動物，鳥類、魚類和許多其他類型的生物體體內。它們是由分布在全身、會釋放天然激素的腺體部分所組成。

脊椎動物（包括人類在內）自身可產生約 50 種激素。你可以把每種自身內源激素簡單比喻為「特定形狀的鑰匙」（如圖 1-1），它們從腺體釋放，通過血液到達周圍的各種器官和組織。各種器官和組織門口有特定形狀的「鎖」（受體）去識別和回應激素這鑰匙。匹配的「匙」能夠打開「鎖」，決定每個特定蛋白質的基因建立。這些奇妙和獨特的開關維持整個身體的正常運作。

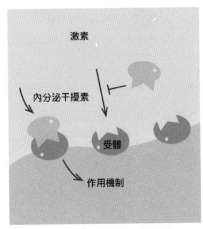

圖 1-1 「鎖」與「鎖匙」的關係

內分泌系統調節在體內的重要生物過程，從嬰兒到成年，步入老年，包括大腦的發育和神經系統，生殖系統的生長和功能，以及新陳代謝和血糖濃度。女性卵巢、男性的睪丸和腦下垂體、甲狀腺、腎上腺都是內分泌系統主要構成部分。人類自身內源激素當中最重要的三種激素分別是：

- 雌激素（estrogens）：負責女性性徵，本書討論重點。
- 雄激素（androgens）：負責男性性徵。
- 甲狀腺激素（thyroid hormones）：負責新陳代謝等生物過程控制。

## 內分泌干擾化學物（EDCs）

內分泌干擾化學物又通稱「環境荷爾蒙」，顧名思義是會擾亂正常內分泌系統的人工合成物質，其干擾路徑可以多種方式發生。簡單來說，有些人造化學物質的結構形狀太像內源天然激素的「鎖匙」，同樣可以打開那些受體「鎖」，控制生產或減產荷爾蒙，或者結構模擬人體自身荷爾蒙（激素）直接影響身體。

前文提及生物正常的內分泌包含激素（荷爾蒙）、雌激素等，人類和動物最重要的生殖系統與生殖能力和內分泌相連結，因此，通盤了解這些能擾亂生殖系統的化學物質，以及它們對於人體的影響，是屬於人類的天大事情。

## 常見的干擾例子

某些藥物也是雌激素干擾素的一種，例如常用的**避孕藥**。但避孕藥是人類自己選擇，故意用來作特定功能，潛在風險也應該自己承受。然而在很多情況下，有更多涉及類雌激素的產品，是消費者在不知道和未被告知的情況下攝入，商業廣告只述說產品的優點，對潛在問題隱而不提。以前大家或許沒有關心考慮過它們的安全性，在看完這本書後，我希望民眾至少可以好好重新思考和開始發問。

不少含有能干擾人體內分泌正常運作的人工合成化學物質，它們被發現廣泛的用於合成香料、農藥、防腐劑、染料和其他常見化合物，而最終被製作成各種日常用品，如**個人護理產品和非有機種植的農產品**。

人工合成化學物質的活性化學結構與雌激素、睪酮等天然激素相似，因此會干擾野生動物和人體的內分泌系統，影響大小也隨類別、年紀和性別有所不同。以胎兒和新生兒最容易受到傷害，尤其是影響其生殖系統、腦組織及中樞神經某些部位的發展，容易造成孩童學習力低落，無法集中注意力。

而除了人工合成的化學物質外，也有許多人問：

> **植物中的大豆異黃酮也是天然雌激素，**
> **會不會有同樣的影響？**

其實，人造化學內分泌干擾物從根本上不同於植物雌激素，因此**身體能夠分解和排泄天然雌激素，但是許多人造化學品卻不容易被分解**。我們身體天生的排毒機制不了解這些非自然的東西，就像大自然環境不能分解人類強硬施加的塑膠袋一樣，這些物質最終只能堆積在體內，像漂浮在海上的塑膠垃圾。這導致了一個即使低濃度但長期的攝入，使我們暴露於潛在巨大的影響。

**■ 表1-2 內分泌干擾化學物對人體已知的潛在影響**

| 男性 | 女性 |
|---|---|
| <ul><li>精子品質及數量下降</li><li>陰莖短於正常大小</li><li>睪丸癌</li><li>睪丸變小</li><li>胸部增大</li><li>肛門及生殖器距離異常</li><li>前列腺癌</li><li>不孕</li></ul> | <ul><li>乳癌</li><li>子宮內膜異位症</li><li>子宮癌</li><li>生育男孩機率下降</li><li>纖維囊性乳腺病</li><li>子宮囊腫</li><li>偏頭痛</li><li>不孕</li><li>性早熟</li><li>母乳減少</li></ul> |
| 不分性別的情況 | |

- 第二型糖尿病
- 先天肥胖
- 後代學習能力下降（注意力缺陷過動症，ADHD）

內分泌干擾化學物汙染環境後，再經食物鏈（飲食）或直接接觸等進入人體及動物，影響其生殖系統。歷史告訴我們，類雌激素如己烯雌酚（DES）一旦進入人體後不輕易被分解，後遺症能禍延第二代甚至第三代。

EDCs 對人體生理的影響，我們將會在後面第三章詳細說明。

## 只吃少少沒關係？

一般來說，除了很毒的化學藥品，大多數專家會跟你們說：只要不是長期和大量吃某些帶少少毒的東西，問題其實不大。但是科學界發現，**使用多年的傳統毒理學測試，以高濃度的結果推算低濃度的效應，這個方法並不適用於 EDCs。**

傳統的毒理學研究主要透過動物實驗，找出一個最低導致急性負面反應的濃度（NOAEL），政府安全機構[4]再按一定安全要求將實驗找出的濃度降低數倍，制訂所謂的安全濃度或每日攝取量。

內分泌干擾物毒性與我們傳統研究所知的急性毒性不同，它所引致的嚴重健康問題只需要低濃度，使傳統的急性毒性數據無法發揮保障這類健康風險的作用，因而導致多年以後才能被觀察到的非即時問題，部分動物實驗的表觀遺傳效應更影響高達七代。

> 最重要考慮是
> 哪些階段時期與對象暴露於 EDCs 的汙染？

---

4 例如聯合國世界衛生組織（World Health Organization, WHO）、美國國家環境保護署（United States Environmental Protection Agency, US EPA），或是歐洲食品安全局（European Food Safety Authority, EFSA）。

有一些群組較其他更容易因接觸內分泌干擾化學物，生殖系統發育受到長遠的負面影響，其中**受負面影響最大的一群，包括胎兒、初生嬰兒及青春期少年。**

　　低濃度的內分泌干擾物已足以對生化與細胞作用機制造成巨大的改變，尤其在**懷孕期胚胎形成**與**嬰幼兒成長初期**影響最大。危害效應輕則造成嬰兒神經發育不全，對免疫與生殖系統有不良影響，重則引發突變性，有些甚至會在超低濃度引致不同於高濃度時的毒性效果。毒物學界專家普遍認為我們對 EDCs 毒性的理解及測試方法需要改寫。

## 內分泌干擾化學物的廣泛應用

　　我們日常生活中潛藏的內分泌干擾化學物，幾乎涵蓋衣食住行各方面，被用在許多人每日接觸的各種物品，包括：

- 防腐劑：用於化妝品和家用清潔劑等。
- 塑化劑：用於塑膠產品和人工香料等。
- 雙酚 A：用於製造標示「PC」（聚碳酸酯）及「PVC」（聚氯乙烯）字樣的塑膠製品（塑膠材質回收辨識碼為 7 號與 3 號），如智慧型手機的機身外殼、DVD；以及用於食品罐頭內層與熱感應紙，如傳真紙、ATM 明細表、信用卡簽單和發票。
- 衣服塗層（特別是防污、防水物料）。
- 建築物料（特別是防火物料／阻燃劑）。
- 農藥。
- 工業汙染土地所出產的食品。

# 第 2 章

# 新型「全球威脅」

當你聽到「全球性威脅」幾個字，你可能認為是中東、朝鮮核武器問題、恐怖主義或氣候變化……，肯定不會想到跟你每天沐浴梳洗用的洗髮精、洗手乳、牙膏，早上廚房用來煎雞蛋的不沾鍋、即食罐頭、冰箱裡的草莓、嘴裡正在嚼的口香糖，甚至外出塗抹的防曬乳有關。

## EDCs 究竟有多可怕？

### 環境荷爾蒙的全球性危害

聯合國環境規劃署（UNEP）和世界衛生組織（WHO）在 2013 年共同發表一份重要的最新科研報告《內分泌干擾物科學研究現狀》，認為環境荷爾蒙真的可能造成各種對動物和人類的全球性風險，因為有許多人工合成的化學物質，在未測試過它們對內分泌系統產生的干擾影響之前，便被大量使用在我們日常的衣食住行當中。

### EDCs 令動物界「變性」

野生動物首當其衝，因人類造成的汙染，出現雙性化、甲狀腺異常、雄性個體數大量減少、雌性雄性化和雄性雌性化及生殖器短小化等現象，部分物種受到滅絕的威脅。

2000 年，科學家在挪威斯瓦爾巴群島（Svalbard Islands）上，發現超過 40 隻雌雄同體的野生北極熊，長有兩種性器官，被新聞界報導為「陰陽熊」現象。

2004 年，美國生物學家在科羅拉多州一間污水處理廠附近的河流做研究，發現當地大量鯽魚出現雌雄同體，雌性魚的數量甚至遠遠超過雄性魚。英國亦出現類似情況，當局研究過全國 42 條河流後，發現有三分之一雄性魚長出雌性生殖器官和組織。

2005 年，科學家在阿拉斯加的科迪亞克島（Kodiak Islands）上發現到，雄性黑尾鹿睪丸和鹿茸發育不全數字高得很不尋常，懷疑是因生長環境受到類雌激素汙染所致。

2008 年，法國科學家發現西南部河流一帶有大量雄性烏魚出現雌魚性徵，就像「男人的睪丸內裝滿女性卵子」一般。

2014 年，西班牙北部巴斯克自治區（Basque Country）沿海六個區域受到塑化劑、避孕藥、農藥等環境荷爾蒙的汙染，科學家發現當地雄性和雌性魚類比例嚴重失衡，雌魚數量大增、雄魚出現雌魚性徵，情況令人擔憂。

**種種現象顯示**
**EDCs 對環境的破壞越來越嚴重！**

環境汙染與動物雌性化息息相關，由於現時大部分 EDCs 以一般污水處理過程無法清除，排入河川後，一路順流入大海，河川、海域受到家居、工業和農業活動釋出的塑化劑、農藥、避孕藥、香水和衛浴清潔劑等化學物汙染，其「藥效」等同雌激素，被不同生物吸收，影響生物體內的荷爾蒙平衡，令自然界生物最終都「變性」了。

## 內分泌干擾化學物對人類造成的大災害

由於近年的塑化劑風波，許多人因此認識到「內分泌干擾物」或「環境荷爾蒙」這些「新」名詞，但其實它們一點都不「新」，過去也曾經對人類造成幾次大災害。

早期的科學家和醫療從業人員都認為，人類和實驗動物內分泌反應不同，當測試新的合成化學物質時，發生在實驗室動物身上的病變，不太可能

會完全同樣降臨在我們人體身上，直到兩件有關 EDCs 的醫學災難事件發生後，研究學者的想法才開始有所改變。

**事件一**：對成人安全的藥未必對胎兒安全

1950 年代，德國藥商格蘭泰（Grünenthal GmbH）最「著名」產品之一的沙利竇邁（Thalidomide，一種鎮靜劑、安眠藥）為這起悲劇揭開序幕。當年婦女在懷孕 5 ～ 8 週時，即使只服用少量此種藥物，也會導致生出俗稱「海豹肢症」的短形肢畸小孩（Phocomelia），著名的基督教布道家力克‧胡哲（Nick Vujicic）即是此症患者。

格蘭泰公司隨後發現，這種藥品對新生兒的危害不僅是四肢，還可能導致眼睛、耳朵、心臟和生殖器官等方面缺陷。包括歐洲、澳大利亞、加拿大和日本等國家，全球有超過 8,000 名小孩受到影響，這起悲劇明確指出：**即使對成人安全的用藥劑量，在某一關鍵時期（尤其是在懷孕期），對胎兒亦足以產生毀滅性的終生影響。**

1961 年起，沙利竇邁雖然已被禁止銷售，但格蘭泰公司始終拒絕承擔責任。直至 2012 年，格蘭泰公司首席執行長哈拉爾德‧斯托克（Harald Stock）發表談話，50 年來首次就此藥品導致新生兒先天畸形表示道歉。

**事件二**：媽媽服藥對胎兒的延遲影響能跨代

另一災難事件影響更為深遠，也是醫學界所熟悉的。

1938 年由英國牛津大學醫生萊昂‧高柏格（Leon Goldberg）所合成的人造雌激素己烯雌酚（diethylstilbestrol, DES），由於在人體中可發生類似雌激素的功能，用途廣泛多變，被當時醫學界視為仙丹（Wonder Drug），用於治療婦女早產、流產等病症。

直到 1966 ～ 1969 年間，哈佛大學教學醫院波士頓醫院的醫生發現，上門求診的年輕女孩居然被診斷出一般只會發生在 50 歲以上婦女的罕見疾病——陰道癌腫瘤（Clear-Cell Adenocarcinoma, CCA，為子宮頸癌分類之一），而確診病例的 8 位求診患者年齡只有 15 ～ 22 歲，其中竟然有 7 位的母親在

懷孕 3 個月時曾服用 DES。由於服藥至發病的時間頗長，DES 潛在災難的問題一直到數十年後才被發現，至今仍有許多人深受其苦。

雖然我們很早便經歷上述兩件 EDCs 的醫學災難，但學術界卻在 1988 年才注意到其他內分泌干擾物對人類與環境的影響。當時美國威斯康辛大學希歐‧柯爾本（Theo Colborn）教授正於北美洲五大湖（Great Lakes）做研究，發現當地生物大量被「雌性化」，因此與 21 位來自國際其他地方的科學家於 1991 年 7 月聯合發表溫氏畢共同宣言（Wingspread Consensus Statement），強調內分泌干擾化學物的潛在危害。

然而這個問題在當時並未受到重視，直到 1996 年柯爾本教授發表出版《失竊的未來》（Our Stolen Future），得到關心環境問題先鋒的諾貝爾得獎者、前美國副總統高爾為文作序，成為當年度紐約時報暢銷書，在書中特別提及 EDCs 對小孩和孕婦的可能影響，才終於引起國際社會和大眾的廣泛關注。

### 小科普　己烯雌酚（DES）的危害

早期認為女性體內雌激素不足容易流產，所以己烯雌酚（DES）最早被用來治療婦女流產和早產問題，進而廣泛應用於協助產後母親停奶、治療小孩青春期的粉刺、淋病，抑制青春期少女長得太高；1960 年後農業界也大量用於家畜的食品添加劑，或從頸部、耳部植入，做為加速雞、牛和其他家畜成長發育的生長激素，使得 DES 亦可能透過食用家禽、家畜轉移到人體，產生副作用。

後來的動物實驗指出，DES 除了影響胎兒的生殖能力外，亦可能會影響腦、腦下垂體、胸部乳腺體和免疫系統的發展，進而造成永久的改變，使孩子在未來容易遭受病變的侵襲。譬如，女性懷孕時較易流產，主要因為 DES 所致的畸形子宮，出現 T 形子宮和輸卵管異常。對男性胎兒來說，由 DES 引起的症狀包括隱睪、睪丸癌、附睪囊腫、不孕等。

而在以老鼠做免疫系統研究時發現，出生之前曾接觸到 DES 的雌鼠，所生出幼鼠的 T-Helper 和 Natural Killer 細胞（控制免疫系統的主要細胞）數量少於

正常值，導致身體抗癌能力降低，長大後較易受到化學致癌物侵襲而得到癌症。同樣地，T-Helper 和 Natural Killer 細胞數目減少的現象，也發生在胎兒時就接觸過 DES 的婦女身上。

　　從 DES 的藥害事件，人們了解到化學物質能穿透胎盤干擾胎兒發育，產生數十年後才可能看到的可怕結果，這是以往醫學界從未注意到的「遲緩的長期效應」（Delayed Long-Term Effects）──直到小孩成長到青春期或之後的人生階段才發作的效應。更可怕的是，父母不僅要擔憂初生嬰兒外表可見的畸形風險，還要擔心不是馬上可察覺對組織和生育所造成的隱形影響！而生產 DES 的美國廠商與受害者纏訟多年，一直到 2013 年才與倖存的受害者達成庭外不公開金額的賠償和解。

◆ ◆ ◆

**其他環境荷爾蒙汙染事件：**

| 發生地點 | 汙染物 | 影響範圍 |
|---|---|---|
| 70年代越戰時期越南大片森林 | 橙劑(Agent Orange，落葉劑)，含劇毒戴奧辛(Dioxin) | 汙染兩百萬公頃林木，超過百萬人出現癌症、神經和心臟等各種疾病，並造成日後數十萬出生兒童有身體殘缺、畸形、智力不足等健康問題，甚至參與越戰的美國軍人退伍後也無以倖免 |
| 1976年義大利薩維梭(Seveso) | 大量戴奧辛及其他有毒物質外洩 | 化工廠爆炸，導致大量家禽及野生動物遭撲殺，孕婦被建議進行人工流產 |

## 全球各界的回應

　　如前所述，環境荷爾蒙在歐美是天大的公共衛生話題，但華人社會對這討論多時的人類大災害，認識卻非常有限和零碎，現代生活當中無法完全避開接觸內分泌干擾化學物，而且每個人有自由選擇生活的方式，筆者寫這些並不是想要增加大家的恐慌，只是希望各位作的選擇是所謂「知情的決定」（Informed Decision），就像吸菸者在充分被告知尼古丁對健康的危害後，有

絕對的自由選擇繼續吸菸。

## 各國政府的回應及政府間的合作

由於《失竊的未來》一書在英語世界挑起議題，引發各國及社會上對 EDCs 的廣泛關注。1997 年 5 月，八大工業國環境部部長在美國邁阿密聚會討論有關環境與孩童的健康，會中也特別討論了內分泌干擾化學物所引起的問題，發表共同宣言確認「嬰幼兒可能遭受到此類汙染物的潛在效應之特別風險，孩童可能透過在子宮內、母奶和環境接觸到內分泌干擾化學物質」，並且強調繼續發展國際性評估最新科學進展、確認和設定相關研究優先次序、補充現有數據不足的重要性。在主要的內分泌干擾化學物質來源和環境影響被確認後，須共同合作研發風險管理或汙染防治等策略。

以美國為例，早在 1995 年 10 月，當時的環保署長凱若·布朗納（Carol Browner）即要求所屬單位擬定新的國家政策，首次將環境中的內分泌干擾化學物質對嬰幼兒的危害風險，列入環境影響評估的考慮要項之一。

1999 年，美國小兒科醫學會（American Academy of Pediatrics, AAP）出版《小兒科（醫師）環境健康手冊》（Handbook of Pediatric Environmental Health），提醒小兒科醫師和民眾注意環境荷爾蒙對孩童健康帶來的永久性影響，尤其是戴奧辛（Dioxin）和雙酚 A（BPA）等內分泌干擾化學物質。

1996 年 8 月，美國國會通過最早且具代表性的行政指令：「食品品質保護法案」（Food Quality Protection Act, FQPA）和「安全飲用水法案」（Safe Drinking Water Act, SDWA）。其主要內容要求美國環保署對下列幾項進行管制：

- 食品中會干擾內分泌之活性和配方成分。
- 與農藥一起產生累積干擾內分泌效應的化學物質。
- 多人飲用之水源中的內分泌干擾化學物質。

其他先進國家相關部門如英國環境、交通和區域部，以及日本環境廳、經濟合作暨發展組織（OECD）和聯合國環境規劃署（United Nations Environment Programme, UNEP），之後亦開展相關的研究題目和一些基本政

策方向的討論。但可惜的是，即使數千名科學家和各國政府已花上超過 20 年的努力，至今仍然只看到問題的「冰山一角」，其原因有以下幾點：

## 一、測試曠日廢時且有待完善

任何風險評估（Risk assessment）必先擁有完善和科學確立的方法及實驗架構。擁有強大資源的美國環保署為此組成了「內分泌干擾物質篩選暨測試顧問委員會」（Endocrine Disruptor Screening and Testing Advisory Committee, EDSTAC），選定以細胞和小哺乳類動物為骨幹的層級法（tiered approach）架構，發展包含體外（in-vitro）和體內（in-vivo）的測試方法，建立「內分泌干擾物篩選計畫」（Endocrine Disruptor Screening Program, EDSP）。

第一階段篩選一般利用人類或動物的單細胞在試管或培養皿中進行，又稱為細胞系（Cell Line）；體內測試通常直接在活著的動物身上進行，為更複雜的第二階段篩選測試和分析方法。但透過此架構收集到數據用以鑑定危險之前，往往必須花上數年的時間，在不同的實驗室內為這些測試方法做長時間的驗證（validation），過程中還需要更多時間進一步調整方法和優化。

## 二、人造化學物質數量驚人

根據 1995 年美國環保署的估算，人工合成的化學物質有 500 萬種，每一年有 2,000 種新的化學物質推出市場（越來越多是受專利保護、不公開資料的合成新物質）。市售使用約有 87,000 種，工業用化學物質有 75,500 種，用來生產數百萬種日常產品。900 種農藥活性成分、2,500 種農藥配方成分，8,000 種化妝品原料、食品添加劑和營養補充物，以及 3,300 種人體用藥物。

> 要有效確認和鑑定那 87,000 種
> 每天商業都在使用的化學物質是否為「環境荷爾蒙」
> 需要多長時間？

2012 年美國政府公布，從 2009 年開始，第一批已完成體外篩選測試的化學原料清單少得可憐，僅僅只有 73 種，而這還未包括更複雜的第二階段體內測試和之後繁複耗時的混合成分測試。

附帶一提，每次第二階段的體內測試將用上成千上萬的小哺乳類動物，無可諱言地會被視為全球規模最大的動物測試，因此這個方法在西方已經受到愛護動物團體的強烈反對，並且訴諸政治層面阻礙，而這也意味內分泌干擾化學物質的篩選進度將會更慢！

　　雖然美國環保署在 2010 年宣布，第二批篩選清單的檢驗工作將檢測 134 種化學物質，確認是否有干擾生物內分泌系統的能力，但直到六年後的今天，實質性工作尚未開始進行。

　　另外，聯合國世界衛生組織於 2013 年發表題為《內分泌干擾物科學研究現狀》的最新報告，強調內分泌干擾物和健康問題之間的聯繫，包括某些已知化學品對男孩睪丸發育的潛在危害，女性乳癌、男性前列腺癌、甲狀腺癌和兒童過動症，以及對兒童神經系統發育的影響。

　　這份報告表示，人工合成的內分泌干擾化學物在農藥、電子產品、個人護理產品、食品添加劑、化妝品和汙染物中廣泛存在，迫切呼籲各界投入更多研究，以充分了解存在於家庭和工業產品中內分泌干擾物與各種具體疾病之間的關係，減少潛在的疾病威脅和節省公共衛生支出。

　　參與這份報告的傑出科學家都很謙卑地承認，目前人類已知的內分泌干擾物只是「冰山一角」，需要更全面的測試方法來識別其他可能的眾多內分泌干擾物及其來源與傳播路線。

　　至於台灣、香港當局對內分泌干擾化學物的管理現況？

　　台灣雖早在 2000 年已有非營利組織邀集專家學者在討論研究環境荷爾蒙的問題及管理機制，現階段對環境荷爾蒙的管制仍局限於斯德哥爾摩公約（Stockholm Convention）截至 2017 年所公告列管的 28 種持久性有機汙染物 [5]（persistent organic pollutants, POPs），成立 POPs 制定小組，針對公約列管物質規劃並制訂相關法令及政策。有關 POPs 公約資料及台灣管理現況與

---

5　持久性有機汙染物（persistent organic pollutants, POPs）能經由大氣傳輸至偏遠地區，透過食物鏈的累積，長期滯留於自然環境中，具有持久性、半揮發性、生物累積性和高毒性等特徵，極可能對全球的生態系統和人體健康造成深遠的影響。

成果，也可透過行政院環保署持久性有機汙染物（POPs）資訊網站（http://pops.epa.gov.tw/）查詢了解。

2009 年行政院消費者保護委員會會議，指定行政院環境保護署為「環境荷爾蒙管理機制」之管理召集機關，負責邀集經濟部、衛生署[6]、農業委員會等相關機關組成推動小組，研擬台灣環境荷爾蒙管理之短、中、長期計畫，以應對不斷增加、成千上萬疑似環境荷爾蒙的物質。

但後來除了 2011 年爆發塑化劑事件，於 2013 年緊急訂立相關管理法，到目前為止並沒有提出任何前瞻性和全面的策略，其他可能對人類健康與生態環境造成巨大危害的工業及農業用環境荷爾蒙，依然每天被大量使用。香港政府亦出現類似的情況。

小科普 **斯德哥爾摩公約**

《斯德哥爾摩公約》（Stockholm Convention）是有關環境保護的國際公約，因最初公約協商在斯德哥爾摩結束而取其名，由 128 個團體和 151 個國家於 2004 年共同簽署生效，目的在禁用或限制生產持久性有機汙染物（POPs）與支援較落後國家尋找替代品。公約要求各國必須採取措施，減少環境中持久性有機汙染物殘留量，進而確保食品安全。截至 2017 年為止，公約共計管制 28 種持久性有機汙染物，而科學家發現很多被管制的有機汙染物同樣是環境荷爾蒙，而且數目還在持續增加中。

■ **斯德哥爾摩公約列管POPs種類**

| 分類/列管批次及年份 | 有意產生或使用化學物質 | | 無意產生或使用化學物質 |
|---|---|---|---|
| | **附件A**<br>(需消除，必須禁止或採取必要的法律或行政手段消除) | **附件B**<br>(需限制，必須採取措施，依照可接受用途或特定豁免，嚴格限制) | **附件C**<br>(需減少，必須採取措施減少化學品的無意排放) |

---

6　自 2013 年 7 月，衛生署整併原內政部主管之社服業務單位與原教育部國立中國醫藥研究所，升格改名為「衛生福利部」（簡稱衛福部）。

| | | | |
|---|---|---|---|
| 首批<br>2005 | 阿特靈(Aldrin)<br>可氯丹(Chlordane)<br>地特靈(Dieldrin)<br>安特靈(Endrin)<br>飛佈達(Heptachlor)<br>六氯苯(Hexachlorobenzene)<br>滅蟻樂(Mirex)<br>毒殺芬(Toxaphene)<br>多氯聯苯[1] (PCBs) | 滴滴涕[2]<br>(DDT) | 戴奧辛[3](Dioxins)<br>呋喃[3] (Furans)<br>多氯聯苯[1](PCBs)<br>六氯苯<br>(Hexachlorobenzene) |
| 第二批<br>2009<br>(COP4) | α-六氯環己烷(α-HCH)<br>β-六氯環己烷(β-HCH)<br>靈丹[4](Lindane)<br>十氯酮(Chlordecone)<br>六溴聯苯<br>(Hexabromobiphenyl)<br>六溴二苯醚和七溴二苯醚[5]<br>(HexaBDE & HeptaBDE)<br>四溴二苯醚和五溴二苯醚[5]<br>(TetraBDE & PentaBDE)<br>五氯苯<br>(Pentachlorobenzene) | 全氟辛烷磺酸(PFOS)及其鹽類和全氟辛烷磺醯氟(PFOSF)[6] | 五氯苯<br>(Pentachlorobenzene) |
| 第三批<br>2011<br>(COP5) | 安殺番[7](Endosulfan) | — | — |
| 第四批<br>2013<br>(COP6) | 六溴環十二烷[8](HBCDD) | — | — |
| 第五批<br>2015<br>(COP7) | 氯化萘<br>(Chlorinated naphthalenes)<br>六氯-1,3-丁二烯<br>(Hexachloro-1,3-butadiene)<br>五氯酚(Pentachlorophenol)及其鹽類和酯類 | — | 氯化萘<br>(Chlorinated naphthalenes) |

| 第六批<br>2017<br>(COP8) | 十溴二苯醚(DecaBDE)<br>短鏈氯化石蠟(SCCPs) | 六氯-1,3-丁二烯<br>(Hexachloro-1,3-butadiene) |
|---|---|---|

附註:

1. 列附件 A 之多氯聯苯,指使用中含多氯聯苯設備,如變壓器、容器或含液體存積量的其他容器等,由於無法立即禁用,規定 2025 年之前在符合不洩漏的條件下允許繼續使用;列附件 C 之多氯聯苯,指無意中產生多氯聯苯物質,如廢棄物焚燒、掩埋場焚燒。

2. 為防範開發中國家瘧疾傳布,允許用於防疫。

3. 主要為焚化爐燃燒及工業生產過程所生成的有害物質,無法完全禁止,故要求盡最大努力減少排放。

4. 可豁免用於控制頭蝨及治療疥瘡。

5. 准許回收用途,並允許使用可能含六溴二苯醚和七溴二苯醚、四溴二苯醚和五溴二苯醚的回收材料所生產之物品(如泡沫或塑膠產品),但回收和最終處理應採無害環境方式進行。豁免期限有效期最長到 2030 年。

6. 「可接受用途」包括照相顯影、滅火泡沫、切葉蟻餌劑;「例外豁免」包括金屬電鍍、皮革和服飾、紡織品和室內裝飾、造紙和包裝,以及橡膠與塑料。

7. 對部分特定作物(包括棉花、咖啡、茶葉、煙草、四季豆、番茄、洋蔥、馬鈴薯、蘋果、芒果、水稻、小麥、辣椒、玉米、黃麻等)之蟲害給予生產及使用豁免。

8. 對建築物中的發泡聚苯乙烯(EPS)及壓出發泡成型聚苯乙烯(XPS)的生產與使用提供特定豁免。

9. 十溴二苯醚納入公約附件 A 列管,並對生產和使用於交通運輸工具元件、飛機、阻燃材質的紡織品(衣服及玩具除外)、塑膠外殼以及家用加熱電器的添加劑及建築隔熱的聚氨酯泡沫給予特定豁免。

10. 短鏈氯化石蠟納入公約附件 A 列管,並對生產和使用於天然及合成橡膠輸送帶產業、礦業及林業橡膠輸送帶備品、皮革、潤滑油添加劑、室外裝飾燈管及燈泡、防水和防火塗料、黏合劑、金屬處理及增塑劑(玩具和兒童用品除外)給予特定豁免。

11. 六氯-1,3-丁二烯已於2015年COP7決議列入公約附件A（禁止、消除）列管，於2017年又列入附件C（減少無意排放）管理。

　*參考資料來源：行政院環境保護署持久性有機汙染物（POPs）資訊網站

◆ ◆ ◆

## （台灣）化粧品全面禁用雌激素

　　針對一般及藥用化粧品（含洗髮精、沐浴乳和面霜、抗痘產品等清潔用品及護膚保養品）中添加雌激素成分，衛生福利部食品藥物管理署為與國際接軌，避免民眾長期接觸後干擾體內分泌，以及排放後可能對環境造成的潛在影響，自2016年2月19日起，公告化粧品中禁止使用雌二醇（Estradiol）、雌酮（Estrone）及乙炔雌二醇（Ethinyl estradiol）成分，凡含有此類雌激素成分的化粧品均禁止輸入及製造。

　　同時，原已取得含上述雌激素成分之含藥化粧品許可證並於市面上流通的產品，應加速市售品下架回收，自5月1日起禁止販賣、供應，違者將依違反〈化妝品衛生管理條例處以刑罰、拘役或罰金，並銷燬沒收妨害衛生之物品。

　　據查衛福部食藥署已發出含有雌激素化妝品許可證241件，所涵蓋品項達數百種，其中如萌髮566洗髮精（脆弱稀疏髮專用）、依必朗養髮洗髮精和資生堂面皰洗面皂等知名產品都含有雌激素類的成分。因此，消費者在選購美容、護膚產品或清潔用品時，應詳細閱讀產品內容物標示，或到食藥署網站「西藥、醫療器材、含藥化粧品許可證查詢」頁面查詢所挑選產品是否含有雌激素成分。（http://www.fda.gov.tw/MLMS/H0001.aspx）

※ 查詢方式說明：

1. 在「中文品名」欄位輸入中文產品名或關鍵字
2. 在「成分」欄位輸入英文成分名稱，如：estradiol 或 estrone
3. 輸入「驗證碼」

## 4. 開始搜尋

衛生福利部食品藥物管理署
Food and Drug Administration,Ministry of Health and Welfare

### 西藥、醫療器材、含藥化粧品許可證查詢

| 許可證字號 | ⬛ 字 第 ⬛ 號 |
|---|---|
| 許可證種類 | 註銷狀態 |
| ❶ 中文品名 | 英文品名 |
| 醫療器材主分類 | |
| 醫療器材次分類 | |
| 限制項目 | |
| 劑型(粗) | 劑型(細) |
| 申請商名稱 | 適應症(藥品) |
| 製造廠名稱 | 效能(醫療器材) |
| 國別 | 用途(化粧品) |
| 藥品類別 | 單/複方別 |
| 藥理治療分類(ATC碼) | 藥理治療分類(AHFS/DI碼) |
| ❷ 成分 | 成分 |
| 成分 | |
| ❸ | 驗證碼 ﹝ w ᴄ 5 ᴄ ﹞ 重新產生 |
| 排序方式 | 許可證字號 |
| ❹ | 開始搜尋  重新輸入  回主畫面 |

本查詢服務，僅須輸入查詢關鍵詞彙即可，1個以上的條件的搜尋，即成為複合式查詢。
(諮詢電話：(02)2787-7405、(02)2787-7473；(02)2787-8074或EMAIL至ezra@fda.gov.tw、pagrace@fda.gov.tw、jin555@fda.gov.tw)
本查詢僅為電腦系統之紀錄，實際資料仍以本部核發之許可證與相關文件之內容為主。
請勿自行決定用藥，使用藥品前，仍須經醫師診斷、醫師處方、藥師指導用藥後，方可為之。

中藥藥品，請至此網站查詢：https://dep.mohw.gov.tw/DOCMAP/lp-874-108.html

## 民間團體的努力

　　雖然聯合國和世界衛生組織都正在努力研究解決 EDCs 的大問題，但要等到政府立法進行管制需要極長的時間，因為透過前述層級法架構收集到的數據，雖然可以協助確認和鑑定哪些物質可能對生物造成傷害，但仍要耗費長時間去整合和解釋所有風險數據及資料，才能進行危險評估；接著花更長時間和資源，研究評估有多少野生動物和人群可能暴露或接觸到此類化學物質；最後還要整合所有的化學物質危害性資料，以及相關動物和人的短、中、長時間暴露資料，進行風險評估後，才得以開始考量最佳的立法管制工作。

看到這裡，您是否也跟筆者一樣，想起「遙遙無期」四個字？

歐美有很多環保團體及關注消費者安全、兒童和孕婦的民間團體，認為現在已經有足夠的科學數據去支持政府立法，去除內分泌干擾物以保護社會大眾，如果等到完成冗長的風險評估才行動，等於是在慢性毒害市民的健康。

台灣其實也有不少民間組織在積極教育民眾，有關環境荷爾蒙的知識與潛在的健康威脅，其中主婦聯盟環境保護基金會就提出不少女性與 EDCs 相關的探討和解析；環保組織綠色和平（Greenpeace）在香港的分支每年都會列出產品中使用已知內分泌干擾成分的品牌和廠商，提供給市民大眾參考，而且每次公布都成為新聞頭條。

## 歐洲民間的革命——泛歐聯盟運動

歐洲各國環境保護團體雖然通常各自為政，但是在環境荷爾蒙議題上卻表現得十分團結。2013 年 3 月，超過 31 個歐洲最有影響力的民間非政府組織（部分機構見下圖）聯合發起「泛歐聯盟運動」（EDC Free Europe），目的在提高人們對環境荷爾蒙的認識，督促歐洲聯盟及各國政府加快相關的立法程序。整個運動的合作夥伴包括多個商會、消費者委員會、公共健康專家、著名預防癌症協會、環境保護人士和女性健康關注組織等。

由於科學家通過多年動物測試結果，發現內分泌干擾物的巨大負面健康影響，也意識到這些化學品被大量使用在許多消費產品，不論在工作地方、學校、家中，基本上幾乎衣食住行都有 EDCs 的存在，每天潛伏在身邊毒害你和我，以及我們的下一代。這個泛歐聯盟運動期望迫使政府修正目前食品和消費產品安全的法律，以降低民眾每天接觸那些我們了解不多、但是具有潛在問題的環境荷爾蒙的機會。

聯盟原本認為 2013 年應該是歐盟政府對管制 EDCs 使用策略雄心勃勃的一年，但可惜由於前文所指出的問題複雜性，使得歐盟一直在立法議題上押後表決。很多支持歐盟 EDCs 修訂策略的科學家都認為，一次又一次的押後行動只是不斷錯失預防慢性疾病的機會，以及浪費掉更多醫療資源，歐盟委員會已經獲得充足的科學研究數據，應該盡快公布修訂策略，確保所有的內分泌干擾化學物質最終能被更安全的替代品取代。

**丹麥消委會親自出手檢驗市面上的產品**

2009 年 11 月，丹麥消費者委員會開始提倡禁止任何內分泌干擾化學物被使用於日常消費物品，此行動直到目前仍在進行；2011 年 7 月和 11 月，瑞士和挪威消費者委員會也跟進發起類似行動。如今這項行動已經蔓延到整個歐盟。

事實上，市面上許多產品成分都不需含有 EDCs 來發揮產品功效，這些干擾物不必要地被添加到產品中。在已確知的幾百種 EDCs 名單內，有 17 種（表 2-1）經過一個或更多的動物研究顯示出內分泌干擾效應，被歐洲委員會列入最危險的第一類（Category 1, Substances of Very High Concern）名單，而且存在於一些市售化妝品和個人護理產品。現在，立即用你的智慧型手機拍下名單，下一次購物時記得帶著它！

■ 表2-1 列入歐洲第一類危險名單的17種內分泌干擾物

| 化學名稱(中文) | 常見產品 | 用途 | 內分泌干擾影響 |
|---|---|---|---|
| 3-亞苄基樟腦(3-Benzylidene Camphor or 3BC) | 防曬乳，抗皺保養品 | UV過濾 | 類雌激素 |

| 化學名稱(中文) | 常見產品 | 用途 | 內分泌干擾影響 |
|---|---|---|---|
| 4,4'-二羥基二苯甲酮 (4,4'-Dihydroxy-Benzophenone) | 防曬乳，抗皺保養品 | UV過濾 | 類雌激素 |
| 二羥基聯苯(4,4'-Dihydroxy-Biphenyl or Dihydroxybiphenyl) | 一般化妝品 | 漂白、穩定劑 | 類雌激素 |
| 4-甲基亞苄基樟腦 (4-Methylbenzylidene Camphor or 4-MBC) | 防曬乳，抗皺保養品 | UV-B過濾 | 類雌激素 |
| 二苯基甲酮-1 (Benzophenone-1) | 防曬乳，抗皺保養品 | UV過濾 | 類雌激素 |
| 二苯基甲酮-2 (Benzophenone-2) | 防曬乳，抗皺保養品 | UV過濾 | 類雌激素 |
| 丁基羥基苯甲醚(BHA or tert. Butylhydroxyanisol) | 一般化妝品 | 抗氧化劑、防腐劑 | 類雌激素 |
| 硼酸(Boric Acid) | 一般化妝品 | 抗菌劑 | 類雌激素 |
| 尼泊金丁酯(Butylparaben) | 一般化妝品 | 抗菌劑、防腐劑 | 類雌激素、甲狀腺激素 |
| 矽氧烷(Cyclotetrasiloxane) | 一般化妝品 | 頭髮和皮膚潤滑劑 | 類雌激素 |
| 鄰苯二甲酸二乙酯 (Diethyl phthalate or DEP) | 一般化妝品 | 塑化劑、有機溶劑、香料 | 類雌激素、甲狀腺激素 |
| 甲氧基肉桂酸辛酯 (Ethylhexyl methoxycinnamate or Octyl methoxycinnamate or OMC) | 防曬乳，抗皺保養品 | UV-B過濾 | 類雌激素 |
| 尼泊金乙酯(Ethylparaben) | 一般化妝品 | 防腐防霉劑 | 類雌激素 |
| 羥基肉桂酸 (Hydroxycinnamic Acid) | 一般化妝品 | 皮膚潤滑劑 | 類雌激素 |
| 尼泊金甲酯(Methylparaben) | 一般化妝品 | 防腐防霉劑 | 類雌激素 |
| 尼泊金丙酯(Propylparaben) | 一般化妝品 | 防腐防霉劑 | 類雌激素 |
| 間苯二酚(Resorcinol) | 一般化妝品、染髮劑 | 防腐劑、消毒劑、殺菌劑、抗頭皮屑、治療痤瘡(粉刺)、染髮穩定劑 | 類甲狀腺激素 |

　　丹麥消委會在列出 17 種危險 EDCs 之後，並沒有放慢動作，而是更進一步把行動升級，檢查市場上逾 1200 項日用產品（約 100 個不同品牌和製造商，見表2-2與表2-3），去信詢問這些公司打算何時停止使用那些化學物。

結果非常令人振奮，其中 63 家具有社會責任的企業承諾，將於 2012 年開始分階段淘汰，或者不再使用歐盟危險清單上列的 17 種 EDCs，名單中不乏華人熟悉的品牌，如 IKEA（宜家）和 Jurlique（茱莉蔻）。

■ 表2-2 承諾停用EDCs的品牌

| 商標名稱 | 銷售於 | | 商標名稱 | 銷售於 | |
|---|---|---|---|---|---|
| | 台灣 | 香港 | | 台灣 | 香港 |
| Actavis 阿特維斯 | ☑ | ☑ | Irmas | × | × |
| Alices hudplejeprodukter | × | × | KIBIO奇碧歐 | ☑ | × |
| Alison | × | × | Jeune | × | × |
| Aloe Vera Group | × | × | Jurlique茱莉蔻 | ☑ | ☑ |
| Alva | × | × | Logona諾格那 | ☑ | ☑ |
| Amala Beauty | × | × | Luksus Aloe Vera (Alison) | × | × |
| Apotekets Solserie | × | × | Mádara | × | ☑ |
| Apotekets Hudpleje | × | × | Marinello Cosmetics | × | × |
| Apotekets Babypleje | × | × | Olive(Alison) | × | × |
| Australian Bodycare | × | × | Organic Apoteke | × | × |
| Badeanstalten | × | × | Plaisir | × | × |
| Balance Me | × | × | Primavera Life | × | × |
| BIOselect | × | × | REMA 1000(Organic Circle) | × | × |
| Botanical Extracts | × | × | REN | ☑ | ☑ |
| Careful | × | × | Rudolph Care | × | × |
| Cerudan | × | × | Saltskrub | × | × |
| Cattier Paris | × | × | Sanex | × | × |
| Cliniderm | × | × | Santé 倩庭 | × | ☑ |
| COOP(only own products) | × | × | Signify Me | × | × |
| Cowshed牛舍 | ☑ | ☑ | Suki skin care | ☑ | × |

| 商標名稱 | 銷售於 | | 商標名稱 | 銷售於 | |
|---|---|---|---|---|---|
| | 台灣 | 香港 | | 台灣 | 香港 |
| Dansk Kosmetik Salg | × | × | The Organic Pharmacy | × | ☑ |
| Derma e大地之愛 | ☑ | ☑ | Tusindfryd(Irma) | × | × |
| Dr. Hauschka德國世家／德國韻律 | ☑ | ☑ | Tønnesen | × | × |
| Estelle & Thild | × | ☑ | Urtekram亞堤克蘭 | ☑ | ☑ |
| Florascent Parfume | × | × | UVBIO | × | × |
| Green & Passion | × | × | Weleda薇莉達／唯美達 | ☑ | ☑ |
| Green & Passion | × | × | Youngblood | × | × |
| Honoré des Près Parfume | × | × | Zenz Organic Products | × | × |
| HH Simonsen | × | × | Zinobel | × | × |
| IKEA(skincare products) | × | × | | | |

■ 表2-3 仍然使用17種危險EDCs的品牌

| 商標名稱 | 銷售於 | | 商標名稱 | 銷售於 | |
|---|---|---|---|---|---|
| | 台灣 | 香港 | | 台灣 | 香港 |
| Astellass Pharma 安斯泰來 | ☑ | ☑ | Maybelline(Via L'Oréal)媚比琳／美寶蓮 | ☑ | ☑ |
| Biotherm(Via L'Oréal)碧兒泉／碧歐泉 | ☑ | ☑ | Molton Brown | ☑ | ☑ |
| Faaborg | × | × | Ole Henriksen | ☑ | × |
| Garnier(Via L'Oréal)卡尼爾 | ☑ | ☑ | Oriflame歐瑞蓮 | × | × |
| GlaxoSmithKline 葛蘭素史克 | ☑ | ☑ | Piz Buin | × | × |
| Helena Rubinstein(L'Oréal)赫蓮娜 | × | ☑ | Reckitt Benckiser利潔時 | ☑ | ☑ |
| H&M(cosmetics) | × | × | Redken(Via L'Oréal)列德肯 | ☑ | × |
| Huggies 好奇 | ☑ | ☑ | Revelon露華濃 | ☑ | ☑ |
| Kérastase(Via L'Oréal)卡詩 | ☑ | ☑ | Schwarzkopf 施華蔻 | ☑ | ☑ |

| 商標名稱 | 銷售於 | | 商標名稱 | 銷售於 | |
|---|---|---|---|---|---|
| | 台灣 | 香港 | | 台灣 | 香港 |
| Kiehl' s(Via L' Oréal) 契爾氏 | ☑ | ☑ | Simple | × | ☑ |
| Lancôme(Via L' Oréal) 蘭蔻 | ☑ | ☑ | The Body Shop | ☑ | ☑ |
| La Roche-Posay (Via L' Oréal)理膚寶水 | ☑ | ☑ | Veet 薇婷 | ☑ | ☑ |
| L' Oréal萊雅／歐萊雅 | ☑ | ☑ | Vichy(Via L' Oréal)薇姿 | ☑ | ☑ |
| Lush 嵐舒 | ☑ | ☑ | WE-HA | × | × |
| Matrix(Via L' Oréal) | ☑ | ☑ | Yves Saint Laurent(Via L' Oreal) 聖羅蘭 | ☑ | ☑ |

## 德國環保組織按第一類危險名單檢測六萬件產品使用化學成分

內分泌干擾化學物為功能上模仿人體內天然荷爾蒙的物質，有越來越多科學研究將這些人工合成物質與精子質量下降、生殖器官畸形，以及和激素相關的乳癌、前列腺癌和睪丸癌、肥胖或女孩性早熟等近幾十年全球普遍存在的健康問題相關聯。這些物質尤其對子宮內胎兒、嬰兒和青春期孩子的健康發展造成嚴重的干擾。

2013 年，隸屬國際地球之友（Friends of the Earth）組織的環保團體德國環境與自然保護聯盟（Der Bund für Umwelt und Naturschutz Deutschland, BUND）依列入歐盟已知激素活性化學物質清單的最危險第一類名單（Category 1, Substances of Very High Concern）內 16 種內分泌干擾化學物（當中 15 種為雌激素干擾素），對市面上 45 個品牌、超過六萬件護理和美容產品進行成分篩查。

■ 表2-4 德國環境與自然保護聯盟檢測市售含內分泌干擾物的美容護理產品

| 化學名稱(中文) | 內含化學物產品數量 |
|---|---|
| 尼泊金甲酯(Methylparaben) | 15064 |
| 尼泊金丙酯(Propylparaben) | 11335 |

| 化學名稱(中文) | 內含化學物產品數量 |
|---|---|
| 尼泊金乙酯(Ethylparaben) | 7357 |
| 尼泊金丁酯(Butylparaben) | 6203 |
| 甲氧基肉桂酸辛酯(Ethylhexyl methoxycinnamate)(OMC) | 2677 |
| 丁基羥基苯甲醚(Butylhydroxyaniso, BHA) | 338 |
| 間苯二酚(Resorcinol) | 276 |
| 二苯基甲酮-1(Benzophenone-1) | 260 |
| 矽氧烷(Cyclotetrasiloxane) | 104 |
| 二苯基甲酮-2(Benzophenone-2) | 91 |
| 4-甲基亞苄基樟腦(4-Methylbenzylidene camphor) | 82 |
| 硼酸(Boric acid) | 64 |
| 鄰苯二甲酸二乙酯(Diethyl phthalate) | 43 |
| 羥基肉桂酸(Hydroxycinnamic acid) | 11 |
| 3-亞苄基樟腦(3-Benzylidene Camphor, 3BC) | 7 |
| 二羥基聯苯(Dihydroxybiphenyl) | 0 |

　　結果發現有五分之一產品含超過一種以上的內分泌干擾物，幾乎三分之一（約二萬件）含有至少一種促進激素活性的化學物質。兩大美妝品牌法國萊雅（L'Oreal）及德國拜爾斯道夫（Beiersdorf，旗下知名品牌如妮維雅NIVEA）受 EDCs 汙染的產品比例分別為 45% 和 46%；而有 7 間公司共 9個品牌 1894 個產品未檢出受到表列 16 種內分泌干擾化學物汙染。

　　此次評估中，也發現到防腐防霉劑尼泊金甲酯（Methylparaben）為使用最廣泛的內分泌干擾化學物，存在於近四分之一的產品當中。而除了防曬乳過濾紫外線（UV filter）成分是造成 EDCs 汙染的原因之外，其他產品如沐浴乳、刮鬍膏、髮膠、唇膏、護手霜、身體乳液和牙膏等，也都列入受汙染的產品項目。

### ▌萊雅及拜爾斯道夫對德國環境與自然保護聯盟的研究分析結果反應不一

　　從 2009 年和 2010 年開始，全球最大護膚化妝品巨頭法國萊雅公司已在其年度永續發展報告書（Sustainable Development Report）中向所有顧客宣布，

計畫從現有產品中逐步停用內分泌干擾物，包括所有新研發產品在推出市場前已確保不含 EDCs 成分。

雖然法國萊雅公司並未列出具體的完成時間表，此舉也不代表萊雅現有產品在 EDCs 的把關上比其他品牌好，因為從開始研發到變成實際貨架上的產品需要耗費許多時間，但至少他們已投入不少資源在內分泌干擾物生物測試技術上，並且公開對大眾的擔心做出正面和實質的回應。

相反地，同樣不少產品受到 EDCs 汙染的妮維雅（NIVEA）母公司，國際知名護膚產品機構之一的德國拜爾斯道夫（Beiersdorf），即使收到超過 8 萬個消費者的聯署簽名，亦無視消費者要求，特別是很多媽媽寶寶愛用的「Happy Time」（幸福時光）系列產品，製造商堅稱產品符合所有法規要求，狠狠削了所有消費者一記耳光。這也表示，消費者必須用實際行動保護自己，例如罷買相關產品，清楚告知商家我們的選擇！

## ■ 化妝品 EDCs 免費查詢──網頁搜查和手機應用程式 ToxFox

德國環境與自然保護聯盟（BUND）為了方便德國消費者選擇不含 16 種促進激素活性化學物質的產品，進一步利用前述六萬件產品的大型研究數據開發了手機應用程式「ToxFox」，2016 年初更加入兒童玩具產品一欄，特別針對前文提及的塑化劑汙染問題，使資料庫數據擴充至八萬件。

短短兩年多時間，已有高達一百萬個用戶透過 iPhone 或 Android 免費下載 APP。其用法非常簡單，只要在購物時按一下 APP，用手機上的鏡頭掃描產品包裝條碼（Barcode），或者手動輸入任何包裝上的條碼或關鍵字搜索，幾秒鐘內螢幕就會顯示查詢產品是否含有 EDCs 物質──出現綠色心形圖案代表安全，紅色三角形驚嘆號表示產品受到 EDCs 汙染。

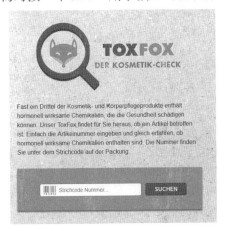

ToxFox 手機應用程式頁面，用手機上的鏡頭掃描產品包裝條碼，螢幕就會顯示查詢產品是否含有 EDCs 物質。

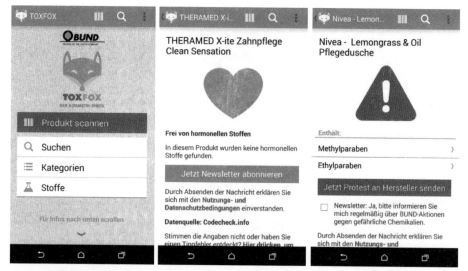

ToxFox 手機應用程式頁面，掃描條碼或手動輸入包裝上的條碼、關鍵字搜索之後，螢幕會顯示查詢產品是否含有 EDCs 物質——出現紅色三角形驚嘆號表示產品受到 EDCs 污染，綠色心形圖案代表安全。

　　筆者曾有機會跟 ToxFox 程式開發機構交流，他們也坦言，現今使用於美妝保養品的物質超過萬種以上，ToxFox 不可能有資源研究所有化學品，因此初步只能把重點放在已知的內分泌干擾物質，特別是受到批評最烈的類雌激素。如果掃描的產品是數據庫內受汙染名單之一，該產品的生產商將馬上收到用戶程式送出要求清除使用 EDCs 物質的訊息，這是推動產品安全非常有力的市場策略，但也只是第一步。

　　先不討論並非所有國家都有法規要求生產商必須在包裝上明確列出產品使用成分（香港和美國就沒有規定），無法用德國環境與自然保護聯盟的方法做成分對照，單考慮 16 種內分泌干擾化學物只是問題的冰山一角，其他未知、含有 EDCs 功能的化學成分還有很多，不含那 16 種並不代表產品沒有激素活性，如果能在原有數據中結合激素定性生物測試[7]的結果，無疑將

---

7　所謂的定性生物測試就是把產品成分放在生物體中測試的真實反應，生物體可以是較低等的，例如單細胞；又或者是較高等的動物，例如魚類或哺乳類動物，當然用在人體身上代表性最好，但在人體做測試也是最昂貴的實驗，一般只會用於藥物研發。

可提升掃描結果的參考性，但前提是需要有足夠資金配合。

　　初期使用者回饋給 ToxFox 的意見包括：假若掃描條碼不在現有數據庫內，程式應記錄有關產品，按其出現頻率做為日後納入數據庫的優先考慮；現在更開放來自瑞士 Codecheck.info 的數據源平台，鼓勵消費者積極參與，導入檢舉人制度，用戶可提出證據，經審核後將被檢舉產品納入數據庫，使 ToxFox 的數據庫可以隨時更新、擴充。

　　雖然 ToxFox 已經涵蓋逾八萬件產品的數據，而且產品條碼是全球統一通行，但由於產品來源和操作說明集中於德語系國家版本（德國、奧地利和瑞士），對其他非德語系國家如英語或亞洲的用戶是非常可惜的。

　　想試用看看嗎？請以關鍵字搜尋「ToxFox」免費下載 APP，或在超市、藥妝店使用行動裝置造訪網址：https://goo.gl/rUW2k

## 化妝品 EDCs 免費查詢 APP「ToxFox」使用 Q & A

**問：假如發現使用數據庫內受 EDCs 汙染產品已經有一段時間，我的健康會出現大問題嗎？**

答：一般而言，除了孕婦、孩子和部分有家族癌症病史的人會特別敏感之外，成年人使用單一受汙染產品不等於會馬上致病，但仍應立即停用那些產品，以減少接觸含激素活性的化學物質。

**問：如何處理未開封或已開封使用過的汙染產品？**

答：幾乎所有大品牌都設有客戶服務中心，建議送回未開封的受汙染產品，並清楚告知送回原因和您的擔憂；如果是開封使用過的產品，千萬不要直接倒入家中排水管，因為一般污水處理廠不能過濾掉 EDCs，最終還是會排入河川汙染自然環境，所以最環保的方法是把產品放進

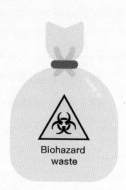

印有「Biohazard Waste」（生物危害廢物）字樣的袋子，在做垃圾分類時特別處理。

**問：如果這些物質真是對人體有害，為什麼政府不禁止呢？**

答：從科學研究到政府立法所需要的時間相當長，用「全球暖化」危機做例子，從科學發現到產生共識，以至於各國開展實質性的立法工作，都是以十年為單位，幸好有不少國家和組織身先士卒，積極宣導並推動禁止 EDCs 的立法和相關遊說工作。例如歐洲的丹麥和美國的加利福尼亞州，都早於歐盟和聯邦政府針對 EDCs 進行立法，特別是適用於三歲以下兒童的所有產品；目前歐盟也正就歐洲整個層面修訂內分泌干擾物的戰略處理。

同時，來自歐洲各地約 30 個極具分量的民間團體公開要求，呼籲

決策者在歐盟層面建立具有特定目標的時間表（尤其是 2015 年修訂的化妝品法規），立法取締所有含激素活性物質，以確保激素活性的化學物質不再使用於日常用品。在等待禁令下達之前，一些知名的個人護理產品製造商如 L'Oreal、P&G 及 J&J 亦已經採取不同程度的舉動，對外宣布分階段停用 EDCs 的成分，積極研發更安全的替代品，只是亞洲消費者未必知道這些大事。

問：在 ToxFox 出現綠色心形圖案的產品就代表安全，完全不含有害的內分泌干擾化學物嗎？

答：對不起，暫時沒有人能百分之百保證。由於尚未全面了解所有潛在 EDCs 和它們的「雞尾酒效應」，避開 16 種已知激素活性的物質只是邁向更安全產品的一個開端，在等待立法和製造商完全自律之前，通過消費者的力量加快政府和商人提高產品整體 EDCs 安全性的驅動器。

## 「THINK DIRTY」為看不懂美妝產品成分的消費者健康把關

繼風行德語系國家的「ToxFox」之後，另一追蹤美容產品內潛藏有害化學物質的手機 App 在北美推出！

這支名為「THINK DIRTY」的手機 App 是由加拿大籍華人 Lily Tse 於 2013 年開發上架，同樣希望透過簡單、容易操作的應用程式幫助消費者選購安全的產品。

Lily 的創業源於她媽媽本身是乳癌病人，在她搜尋有關乳癌的資料時偶然發現，許多護膚、化妝品中添加的化學物質可能跟癌症有莫大關係，但業者卻都沒有披露使用在產品中不健康的化學成分，加上法規不完善的標註監管，使消費者很難了解到底自己花錢買了些什麼？

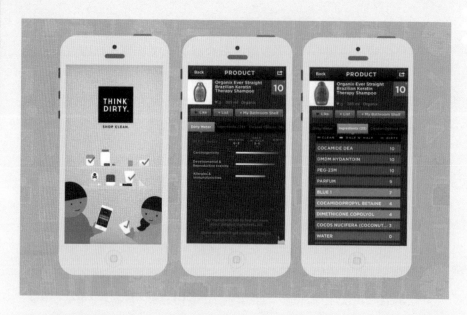

　　「THINK DIRTY」就是幫助消費者提高購買產品透明度的應用程式。它一開始只支援蘋果 iOS 版本，但現在也提供 Android 版本，產品數據主要來自北美和歐洲。有同事下載後到藥妝店試用，發現不少架上產品找不到相關評價，顯示其數據庫還有很大的擴充空間，期待未來能盡快推出中文版，造福廣大華人地區消費者。

　　筆者非常欣賞 Lily 能將美麗設計結合大眾科技，幫助消費者更了解他們所用化妝品和個人護理產品成分，作出明智的購買決定。她的創業理念同時贏得 Toronto Digifest 2012 大獎和投資者的肯定，而在讀過她的故事和公司發展目標後，發現她和我分享了許多共同的價值觀，也希望不久的將來我們能一起合作，做更多對社會有正面影響的事。

自 20 世紀 70 年代以來，全球癌症病例數量每年都在增加，雖然早期檢測和治療方法的進步已經降低癌症死亡率，但總是預防勝於治療，很自然地我們會投入更多精力在預防上，並且思考：可以做些什麼來改善癌症病例持續攀高的情況？

## 乳癌

首先我們來看看下列乳癌相關統計數字：

在歐洲，現在大約每 10 名婦女就有一位罹患乳癌，比率逐年升高。

在香港，近年每年有逾 3,000 宗乳癌新症，是 20 年前的三倍。

在台灣，15 年來女性乳癌發生率增長了一倍，連續九年高居女性癌症首位。

> **為什麼醫療不斷進步，**
>
> **乳癌患者不降反升，而且愈趨年輕化？**

英國乳癌基金會主席 Clare Dimmer 問了同一問題，並且堅定認為**罪魁禍首正是 EDCs**！我們不能防止由遺傳因素引起的乳癌，但我們絕對可以透過教育婦女了解內分泌干擾化學物，降低她們罹患乳癌的風險。

做為歐洲消除 EDCs 最有影響力的非政府組織聯盟成員之一，英國乳癌基金會呼籲全英國民眾參與支持立法消除 EDCs 存在於環境和消費品的運動，以減少日常生活接觸到致癌物質和危險化學品的機會。但英國有很多化

工公司反對乳癌基金會這項行動，理由不外乎需要更多研究和數據，對此 Clare 精妙地回應了一句名言：「Enough is enough.」（意譯：我受夠了）。

本身是乳癌康復者的 Clare 經歷過病魔折磨的痛苦，懶得理會那些爭論。她認為現在的科學研究，特別是通過動物測試，已足夠證明內分泌干擾物與許多癌症密切相關，持續的觀望和等待，直到多年後才建立起廣泛的 EDCs 科學共識和冗長的立法徵詢工作，等於拒絕預防原則[8]。

我個人非常同意，也認為應該把重點放在即時預防，而 2013 年聯合國研究報告亦承認「已發現的問題只是冰山一角」，情況顯然令人擔心。

## EDCs、雌激素和乳房的關係

當女性進入青春期，乳房發育是由體內女性荷爾蒙雌激素的刺激開始。乳房有雙重的生活目的，給予性快感和供應母乳哺餵初生嬰兒。

雌激素與乳癌關係密切。它刺激乳腺細胞的分裂，同時也使 DNA 受損機會增加，並提高罹患乳癌的風險。由於雌激素的刺激，乳癌的突變和受損細胞會越來越失控，最終導致乳癌越可能找上妳。

## 增加乳癌風險的已知因素

目前有各種各樣的科學理論推斷什麼因素會增加婦女罹患乳癌風險。在英國等已開發國家，**據估計，26.8% 的乳癌患者可歸因於生活方式的因素，如飲酒、吸菸、肥胖、職業（如醫事放射師），以及外源激素如服用避孕藥、接受荷爾蒙補充療法（Hormone Replacement Therapy, HRT）。**

毫無疑問地，大家都相信也同意那些有乳癌家族性或遺傳性因素的人一定有較高風險。但事實上，只有大約 5 ~ 10% 的乳癌病例是源於家族性或遺傳性（BRCA1 或 BRCA2 基因）因素。這個比率是否比各位讀者想像中要

---

8　預防原則（Vorsorgeprinzip）是由國際環境法中發展出一種先於危險發生前的保護思考。當有活動或政策對公眾及環境可能帶來損害威脅時，社會應通過認真的提前規劃，採取必要的抑制或保護措施，阻止潛在的有害行為，避免環境遭到破壞，不得以缺乏充分的科學證據為由，推遲符合成本效益的預防性措施。

來得低呢？重點是剩餘其他大部分的高危因素又是什麼？

依統計數據顯示，乳癌發病率最高的是已開發國家。定居西方已開發國家的新移民，譬如中國女性定居美國之後，和她們所居住的國家人口比較，大致擁有同樣的乳癌發病率風險，這表示**已開發國家和工業化國家的環境和生活方式因素才是罹患乳癌的風險關鍵。**

## 雌激素濃度高低和乳癌的關聯

另一已知提高乳癌風險因素是體內女性荷爾蒙的濃度，身體內的雌激素升高會增加乳癌發病風險。

雌激素本來是由身體內部自然產生和調節，但過去數十年間，現代生活卻使我們暴露於外源性雌激素的機會大大增加，例如透過避孕藥和荷爾蒙補充療法，或用在化學品和塑膠材料的合成雌激素。

乳癌的高危因素涉及多方面，按外國的科學研究發現，前述生活方式的因素，如增加飲酒量和肥胖，與身體內雌激素升高、雄激素下降相關聯。研究顯示，每天飲酒超過兩杯的婦女體內雌激素會提高，而缺乏運動導致身體質量指數（Body Mass Index, BMI）超標，也被認為與雌激素濃度升高有關。

因此，**即使是一些最廣為人知的乳癌風險因素，都與雌激素在體內升高濃度的機制因素互有關聯，**僅僅 26.8% 的乳癌病例有明確歸屬的原因，加上很多病例都發生在那些不被認為是高風險的人，由此可推論有些罹癌的危險因素一直被忽略或未被發現，而外源性 EDCs 是最可疑的風險。

乳癌是一種和荷爾蒙息息相關的癌症，體內雌激素過高會增加罹患乳癌風險，之間的關聯受到國際公認。據英國癌症研究指出：雌激素有助於某些類型的乳癌通過促進細胞分裂和繁殖，從而使癌細胞生長，所以泰莫西芬[9]（Tamoxifen）用於乳癌標靶治療，做為荷爾蒙治療藥物已逾 20 年。這項研

---

9　泰莫西芬（Tamoxifen），商品名諾瓦得士錠（Nolvadex®Tablet），屬於非類固醇的抗雌激素藥物，其作用機轉是與雌性激素受體結合，抑制內源性雌激素作用，以控制癌細胞的生長。

究中也發現，接受過荷爾蒙補充療法（HRT）的婦女乳癌發病率較高。

2003 年發表在 BMJ Journal Evidence-Based Medicine 醫學雜誌的研究結果指出：接受荷爾蒙治療（Hormone Therapy）服用雌激素加黃體素（Progesterone）的女性，罹患浸潤性乳癌 [10]（Invasive breast cancer）風險高於那些只接受安慰劑的婦女，而且腫瘤較大，經乳房 X 光檢查結果異常比例也較高。請記得，荷爾蒙治療所用人造激素的雌激素干擾功能，本質上跟雙酚 A 這類來自環境的類雌激素無異！

醫藥界人士或許會反駁前述的科學數據，因為這些研究大部分都不是在人類身上直接而長期進行對照實驗，但出於道德和安全的理由，自然不會有正常人願意當白老鼠，所以業界專家一般都會淡化 EDCs 在嚙齒類動物實驗的影響。

儘管如此，過去幾十年嚙齒類動物一直被用在進行新藥品一系列的非臨床試驗，以測定藥品安全性及有效性，並且確認化妝品是否能安全地供人類使用。特別是近十年來，無論是在哺乳類動物實驗室，或者對癌症細胞培養的研究，都支持雙酚 A 等內分泌干擾物是提高乳癌發生率重要因素之一。

> 從實際觀點來看，現今不管是動物和人類，
> 都暴露在以前我們認為無關緊要的環境荷爾蒙當中！

這些動物實驗數據挑起民眾對內分泌干擾物的重視，意識到 EDCs 對人類發展有其潛在風險及影響。說到底，以生物學角度，我們人類只是世上最高等的動物，既然以同為哺乳類的小鼠和大鼠所做實驗已經證明 EDCs 有害，監管機構看到這些證據就該採行預防原則，禁止或替換掉這些內分泌干擾化學物，避免可能傷害到人類和動物的正常發展。

---

10　浸潤性乳癌（Invasive breast cancer），指擴散到乳腺小葉膜或乳腺管外進入乳房組織的癌症，以浸潤性乳管癌最常見，幾乎佔了乳癌的八十％。當乳癌細胞被發現在身體其他部位時，就稱為「轉移性乳癌」（metastatic breast cancer）。

■ 表3-1 乳癌的風險因素

| 乳癌的風險因素 | | |
| --- | --- | --- |
| 傳統公認而我們卻無法控制的風險因素： | 我們可能有一定控制的風險因素： | 最新研究應列入清單的風險因素： |
| • 早發月經初潮（12歲以前）<br>• 晚發性更年期（55歲以後）<br>• 年齡<br>• 地理位置<br>• 家族史<br>• 暴露於輻射<br>• 一側乳房得過乳癌<br>• 有良性乳腺疾病紀錄<br>• 母親懷孕時使用己烯雌酚（DES） | • 飲食<br>• 飲酒<br>• 暴露於輻射<br>• 初次懷孕年齡<br>• 肥胖<br>• 口服避孕藥<br>• 使用泰莫西芬（Tamoxifen）<br>• 更年期荷爾蒙補充<br>• 母乳餵養史<br>• 二手香煙 | • 因職業或使用受汙染的日常用品而暴露於內分泌干擾物質<br>• 長時間暴露於合成及天然雌激素<br>• 胸部創傷<br>• 夜間睡眠時暴露於光線壓力 |

## 乳癌和環境因素

我們的身體是由化學物質中的水和碳分子組成，包括所有一切我們能接觸、看到和每刻呼吸中的空氣。因此，並非所有化學品對人體、環境或野生生物都有害，有許多化學物質本身就存在我們這個星球上。

但是有相當多科學研究證據顯示，乳癌和那些環境汙染以及日常用品、工作場所使用的 EDCs 有關。這些化學物質充斥在商店貨架上的各種產品，也經常在受汙染環境中被發現，包括：工業化學品、農藥、染料、氯化溶劑、飲用水和消毒劑的副產物、藥物和激素，常發現含有戴奧辛（Dioxins）、呋喃（Furans）、酚類（Phenols）及烷基苯酚（Alkyl phenols）、鄰苯二甲酸鹽（Phthalates）、苯甲酸酯（Benzoates）、苯乙烯（Styrene）等化學物質。

即使教育水準高，甚至是化學家，也未必能馬上看懂這些化學名，更不要說是一般消費者。而我們卻與這些人造化合物有著密切的關係，不知不覺間把它們收留到體內，在臍帶血中檢測到高達 280 種合成化學品，脂肪組織中甚至多達 300 種！

在實驗室測試中，有 250 種常用的化學品已被鑑定出能模擬或干擾雌激素。隨便取其中一組產品，例如化妝品，都有機會包含已知與乳癌、哮喘、過敏症和生殖系統紊亂相關成分，並且可通過人體最大的器官（皮膚）吸收化妝品中的成分。

女性在每天早晨的美容程序中，可以用到多達 26 種不同的產品。單是歐盟國家的統計數字，在化妝品中使用成分已經超過 5,000 種，每年銷售約 50 億件產品給 3 億 8 千萬名消費者。但長期接觸那些化學成分對健康的影響，如累積效應或結合低劑量的風險評估，卻都沒有確實做過，這些產品便在你我家中出現；做為消費者，我們也不知道有哪些化學成分因被發現對人體健康有不良影響而遭到禁用，這是一個很大的潛在風險。

以之前鬧得風風雨雨的塑化劑為例：在 2003 年有 DEHP[11] 和 DBP[12] 兩種塑化劑因同為類雌激素 EDCs，被歐盟列入化妝品禁止使用的化學成分名單，但它們其實已被使用很多年才發現可能會致癌，誘變或具備生殖毒性。

> 我們正不斷暴露於一些從未被告知的風險因素之中，
> 環境因素可能佔不明乳癌病例部分的 50 ～ 70%！

■表3-2 可能含有鄰苯二甲酸酯類物質的常見生活用品及權責機關

| 產品類別 | 可能含有鄰苯二甲酸酯類物質的用品 | 權責機關 |
| --- | --- | --- |
| 塑膠塗料商品 | 塑膠地板（地墊）、塑膠壁紙、管線、電纜、油漆、塗料、防腐蝕油漆塗料、防污油漆塗料、接著劑 | 經濟部標準檢驗局 |

---

11 鄰苯二甲酸二（2-乙基己基）酯（Di（2-ethylhexyl）phthalate, DEHP），主要用於絕緣電線、電纜、軟管、牆壁、屋頂、地板、塗料及人造皮革（包括汽車座椅、家具）、鞋子、靴子、雨衣、密封及隔離膠、塑料溶膠（如汽車底漆）、玩具及兒童看護用品（奶嘴、固齒器、幼兒擠壓玩具、嬰兒床護欄等）、醫療用品、橡膠之塑化劑、乳膠、接著劑、密封膠、油墨、顏料、潤滑油、油漆、塗料、電容器內電流體之成分及陶瓷等。

12 鄰苯二甲酸二丁酯（Dibutyl phthalate, DBP），主要用於軟化劑（PVC 之塑化劑）、其他接著劑、柔軟劑（紙張及包裝、木材建築之結構及汽車業）、紙漿、紙及紙板工業、柔軟劑（印刷油墨）、柔軟劑／溶劑（如密封劑、硝酸纖維素塗料、薄膜塗料、玻璃纖維及化妝品）、藥物應用等。

| 產品類別 | 可能含有鄰苯二甲酸酯類物質的用品 | 權責機關 |
|---|---|---|
| 電器電子產品 | 電線、塑膠外殼 | 經濟部標準檢驗局 |
| 食品包裝 | 保鮮膜、塑膠食品包裝 | 衛生福利部食品藥物管理署 |
| 紡織皮革類 | 汽車產品（座椅、椅套）、塑膠布料及其製品、人造皮革（家具、鞋子、靴子） | 經濟部標準檢驗局 |
| 玩具 兒童看護用品 | 玩具、奶嘴、固齒器、幼兒擠壓玩具、嬰兒床護欄等 | 經濟部標準檢驗局／衛生福利部食品藥物管理署 |
| 化妝品 | 指甲油、香水、洗髮精、髮膠、口紅、護膚乳液 | 衛生福利部食品藥物管理署 |
| 醫療用品 | 血袋、手套 | 衛生福利部食品藥物管理署 |
| 塑化劑 | 鄰苯二甲酸酯類物質（原物料） | 行政院環境保護署 |
| 其他 | 潤滑油、油墨、驅蟲劑 | 經濟部標準檢驗局／行政院環境保護署 |

同時我也發現，身邊原來也有年齡不大的朋友罹患乳癌，而且這種趨勢正逐漸年輕化。**無論是年輕或年老，特別是那些有家族病史，屬於乳癌高風險群的婦女和女孩，了解 EDCs 可能存在於哪些消費產品非常重要。**由於沒有標籤或缺乏有用的產品訊息，無法辨別產品是否含有 EDCs，一般民眾根本沒有機會做出明智的選擇，而坐等政府立法又不知要等到何年何月？

在英國，乳癌基金會建議民眾寫信給國會議員（Member of Parliament）向政府施壓；但是我覺得在華人社會中，當務之急是教育民眾了解 EDCs，因為即使如香港或台北這樣的國際城市，一般民眾與醫療專業人員，甚至是媒體報導，對 EDCs 的了解還是很片面，不夠普及，而這也是筆者撰寫出版此書最主要的原因。

### 健康小錦囊　這樣做，降低罹患乳癌風險

乳癌不應該是不可避免的婦女病。我們每個人都有權自由選擇在一個健康、沒有乳癌的環境中生活。統計數據雖然告訴我們，乳癌發病率在逐年攀升中，但

我們還是可以主動做些事情讓它緩下速度，除了一些老生常談的做法，例如多運動、少菸酒之外，還有一些其他建議提供參考：

一、居家或辦公環境定期吸塵

灰塵中含有很多由室內物品揮發出來的內分泌干擾物，定期打掃、除塵，可減少暴露於環境中 EDCs 的機會。

二、避免使用空氣芳香劑、合成香料除臭劑和止汗劑

多打開窗戶讓空氣流通，少用芳香劑、除臭劑和止汗劑，這類產品使用的化學成分及防腐劑（鋁系化合物 [13] 和對羥基苯甲酸酯），很多都是已知的 EDCs。如果容易出汗，擔心身上傳出汗臭味不禮貌，只要帶件衣服備用替換即可。

三、少用免洗餐具，外帶飲料自備攜帶式環保杯

高溫烹調、儲存和微波食品，只選用天然材料（如玻璃、不銹鋼）製成的容器，避免使用塑膠材質回收辨識碼 [14] 為 3、6、7，以聚氯乙烯（PVC）、聚碳酸酯（PC）為材料製成，可能溶出雙酚 A（BPA）的塑膠容器。

聚氯乙烯（Polyvinylchloride, PVC）。多用於水管、雨衣、書包、建材、塑膠膜、塑膠盒等非食品用途方面；在容器用途上，通常用來填充植物油、清潔劑、糕餅盒等。耐熱溫度約60～80℃。

聚苯乙烯（Polystyrene, PS）。分為未發泡和發泡兩種：未發泡PS多用於建材、玩具、文具，製成免洗杯、沙拉盒、蛋盒等，或發酵乳品（如養樂多、優格等乳酸產品）填充容器。發泡PS（俗稱保麗龍）則用於包裝家電或資訊物品的緩衝包材，以及具隔熱效果的冰淇淋盒、魚箱等，一般稱為EPS（Expanded Polystyrene）；製成免洗餐具的保麗龍稱為PSP（Polystyrene Paper），也有以食品級EPS注模成型的保麗龍，如咖啡杯、燒仙草杯等。耐熱溫度約70～90℃。

---

13 止汗劑主要有效成分都含有鋁，且通常以鋁系化合物出現，主要原理是利用鋁分子滲入汗管，使其膨脹而堵塞汗線，達到抑制排汗的目的。鋁的濃度越高，止汗效果越好，一般來說，濃度須達 15 ～ 20%，效果才會明顯，不過越高濃度也可能造成殘留、刺激或發炎，在動物測試中，高劑量的鋁屬神經毒物，所以市售止汗劑最高濃度也落在 20 ～ 25% 之間，其中一些常見成分包括有氯化羥鋁（Aluminum Chlorohydrate）和矽酸鋁鋅銀銨（Aluminum Sliver Zinc Silicate）。

14 「塑膠材質回收辨識碼」是世界通用的辨識碼，符號包含三個順時針方向的箭頭，形成一個循環狀的三角形，並將編碼包圍於其中，分別編上 1 至 7 號，代表七類不同的塑膠材質，有助教育民眾依照回收系統配合分類，並輔助回收與處理業者進一步細類與再利用，和材質使用上的安全性與耐熱度無關。

其他類（OTHERS），如美耐皿、ABS樹脂、聚甲基丙烯酸甲酯（壓克力）、聚碳酸酯（PC）、聚乳酸（PLA）等。
※PLA早期主要用於醫學用途，如手術縫合線及骨釘等。目前產品應用範圍涵蓋塑膠杯、冷熱杯盤、花束包材包裝、衣物纖維等。耐熱溫度約50℃。

　　想要擁有健康身體，享受優質生活，需要花些時間和心思來維護，要不然遲早需要騰出時間來生病。以上簡單建議，相信你我都做得到！

## 男性生殖健康

### 男性生殖健康下降與 EDCs

　　你知道現代男性生殖健康正在逐漸惡化嗎？科學家相信環境中的化學汙染物可能是一個重要因素。

　　所謂男性生殖健康，可二分為男性性功能障礙和男性不孕症。世界衛生組織於 2012 年對內分泌干擾物的研究報告指出，類雌激素有機會嚴重干擾男性本身的男性荷爾蒙，致使男性生殖器官短小、精液品質及精子數量下降、睪丸變小等，嚴重的甚至會導致不孕，增加罹患睪丸癌、男性乳癌等癌症的機會。

### 睪丸癌和精子危機

　　過去四十年，睪丸癌發生率在許多國家大約增加了一倍，相較於那些工業化程度較低的發展中國家，工業化國家的男性罹患睪丸癌比率約高出六倍。此外，男性精子數量和精液品質似乎隨著時間迅速劣化，年輕男性的精子數量（不論健康與否）比他們的父輩低了許多。

　　由英國和法國的數據顯示，男性精子數量嚴重下降。更令人不安的是，研究中也發現，在一些歐洲國家，平均每5位男性便有一位的精子數量太低，導致他們可能會很難生育。

筆者身邊有不少已婚的朋友，夫婦都才 30 歲左右，卻正頭疼地面臨生育、甚至不孕問題。2013 年 7 月，美國《華爾街日報》報導歐洲社會人類生殖和胚胎學協會（European Society of Human Reproduction and Embryology, ESHRE）年會上有關生育領域的討論，也提到現在年輕人生育能力比他們的上一代低。

甚至有專家發出「精子危機」警報，指出過去十多年，乃至更長時間，男性的精子數量和品質逐年下降。除了因工時長、久坐和吸菸等不良的生活習慣，可能導致精子危機之外，會議中也公布最新研究發現：**男嬰在母體內或生殖系統發展關鍵時期，接觸到雙酚 A 或塑化劑等低劑量的類雌激素，便足夠對生殖系統發育造成永久損害，其後遺症甚至會禍延第二代、第三代。**這些結果也在許多的動物測試中獲得證明。

而根據英國《每日郵報》報導，科學家指出男性精子數量下降是一個「嚴重的公共健康警告」；法國一項研究分析亦顯示，男性精子數量和品質自 1990 年代便開始急遽下降。在 1989 ～ 2005 年之間，法國男性的精子濃度下降了近三分之一。而另一來自北歐國家的研究發現，在過去十五年，18 ～ 25 歲的健康男性精子數量顯著下降。

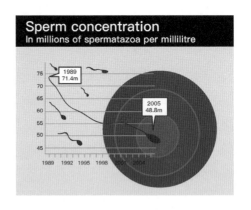

從 1990 年代的研究顯示，在過去半個世紀中，男性精子數量減少了一半，約每年減少 1%；雖然沒有發展中國家的數據，但由於環境汙染因素，專家相信狀況可能更差。

一般來說，男性每毫升精液中精子數量大約 2 千萬到 4 千萬隻，檢查有超過 2 千萬隻精子的男性就被認為生育能力正常，而他們的妻子懷孕機率也更高。但倘若男性每毫升精液精子數低於 2 千萬，醫學界稱為生育力低下、甚至不孕，他們的妻子想要成功受孕，可能需要超過一年的時間。

## 男嬰睪丸未降越來越普遍

睪丸未降（或稱隱睪症）與正常內分泌激素受到干擾有關，指的是男嬰出生後，雙側或單側睪丸沒有下降到陰囊裡的一種畸形狀態。在正常狀況下，胚胎發育到三個月時，位於腰椎兩側的睪丸會隨著胚胎發育逐漸下降；在六至七個月時降至下腹部的腹股溝；九個月時通過腹股溝下降至陰囊。**睪丸沒有正常下降的男嬰，以後出現低精子數和睪丸癌的風險比正常人高。**

根據統計，這種情況每 100 個足月出生的男嬰會出現 2 ～ 4 個，但現在卻有一些國家發生比率高了許多。例如，英國每 100 個男孩中有 9 個左右，而丹麥和鄰近國家每 100 個男孩就有 6 個。

> **究竟內分泌干擾物是如何成為幫兇，**
> **嚴重影響現代男性生殖健康？**

英國醫學研究理事會（Medical Research Council, MRC）生殖健康研究中心教授理查・夏普（Richard M. Sharpe）和許多科學家都認為，男性生殖器官先天缺陷、精子數量低與睪丸癌，這些統稱「睪丸發育不良症候群（TDS）」的情況，可能始於男嬰在母體子宮的發育過程，而干擾睪丸激素的化學物質就是罪魁禍首。

當男嬰在媽媽的子宮內成長發育時，睪丸從腹腔內往陰囊下降需要合適和合時分量的睪固酮（雄性激素／男性荷爾蒙）。荷爾蒙干擾素被包含在許多消費類產品中，有針對婦女及其子女的研究顯示暴露在這樣的「激素干擾物」與這些男嬰出生性器官發育缺陷之間的關聯。此外，加快睪丸癌發病速率在大多數情況下必須由環境和（或）生活方式因素引起，其中包括接觸化學品，而不是遺傳因素所造成。

如果不小心謹慎選擇，有許多日常用品都含有能干擾人體內分泌系統的物質，基本上在我們平常所吃的食物、呼吸的空氣中都有它們的蹤跡，其中有一些在家裡就能輕易找到，如食品罐頭內的塑料塗層、化妝品與身體護理

產品。可以說，在現代世界，每個人無時無刻都與許多令人擔憂的人造化學物質一同生活著。

> 它們不經意地走進並累積在你我的身體，
> 更被發現存在於母體子宮包圍嬰兒的羊水當中。

**健康小錦囊　男人要型也要行！保衛男性生殖健康**

男嬰在媽媽子宮內發育時對化學物質尤其敏感，那些激素干擾化學物質會對小寶寶產生不可逆轉的影響，但它可能不會馬上表現出來，直到青春期後才被發現性器官發育不全。因此，每個人都應該盡可能減少接觸不必要的化學品，尤其是在準備懷孕和懷孕期間的婦女，更應該好好參考本書所提供 EDCs 相關資訊，包括書末集結收錄的【小魚親測報告】，在選購日常用品時加以應用。

◆ ◆ ◆

## 嬰兒性別比例

**生女機會大了！**

近年來，越來越多的科學證據顯示某些化學物質會對野生動物和人類的內分泌系統造成損害。甚至還有統計發現：男性不孕的案例在持續增加中；過去三十年，美國和日本的男女嬰出生數比例反常，相較正常比率誕生男嬰數字減少約 25 萬人。科學家們認為這些現象主要和一種會導致「性別逆轉」的毒素，或者稱為內分泌干擾物的積累有關。

**男性雄風拉警報**

科學家提出警告：**許多食品、化妝品和清潔產品中發現的化學物質正威脅著男性的生育能力。**

夏普教授在美國醫學研究理事會（US Medical Research Council）時也說，

這些干擾荷爾蒙的化學品使男嬰在母親子宮裡被「女性化」，導致出現雌雄同體（同時擁有男女性徵）的狀況，或造成日後男性性徵不明顯、精子數量低以及睪丸癌發生機率上升。不知道讀者有沒有發覺現在許多日韓男明星無論體型或臉部都長得像女性？

<table>
<tr><td>健康小錦囊</td><td>備孕期間減少接觸潛在的內分泌干擾物</td></tr>
</table>

內分泌干擾物無所不在，其來源包括各種常見家庭用品、玩具、個人護理產品和化妝品。如果你家裡有孩子，正在懷孕或備孕中，這顯然是你要注意的一個問題。然而，那麼多產品中含有不同類型的內分泌干擾物，想要完全避開它們似乎是一個不可能的任務，但仍然有一些策略可大量降低我們接觸內分泌干擾物和其他常見毒素的機率。以下提供一系列切實可行的措施，幫助您在不同場合保護自己和孩子的內分泌系統：（∨建議；✕ 避免）

■ 選擇更安全的食物

∨

1. 多選購食用有機農和自由放養（Free-Range）的農畜產品，減少接觸農藥和化肥。特別適用於牛奶，這是經常被牛生長激素、雌激素和黃體素汙染的產品。
2. 美國權威食品安全監測機構EWG（Environmental Working Group）建議，最好選擇農藥殘留量相對較少的CLEAN FIFTEENTM蔬果（官網每年會更新名單），而在食用以下14種Dirty Dozen PlusTM蔬果時，盡量選用有機產品，因它們通常含有較多內分泌干擾物、殘留農藥和基因改造（Genetically modified organism, GMO）成分。

| * Dirty Dozen Plus<sup>TM</sup>（含較多內分泌干擾物、殘留農藥及基因改造成分的蔬果） | | |
|---|---|---|
| 蘋果Apples | 菠菜Spinach | 櫻桃番茄Cherry tomatoes |
| 葡萄Grapes | 黃瓜Cucumbers | 油桃Nectarines - imported |
| 芹菜Celery | 馬鈴薯Potatoes | 草莓Strawberries |
| 桃子Peaches | 辣椒Hot peppers | 羽衣甘藍葉Kale/collard greens |
| 甜椒Sweet bell peppers | | 櫛瓜Summer squash |

| * CLEAN FIFTEEN™（較為乾淨安全的蔬果） | | |
|---|---|---|
| 奇異果Kiwi | 蘆筍Asparagus | 哈密瓜Cantaloupe |
| 芒果Mangos | 酪梨Avocados | 帶皮甜玉米Sweet Corn |
| 洋蔥Onions | 包心菜Cabbage | 葡萄柚Grapefruit |
| 木瓜Papayas | 鳳梨Pineapples | 甘薯Sweet potatoes |
| 蘑菇Mushrooms | 茄子Eggplant | 甜豌豆-急凍Sweet peas - frozen |

3. 避免吃加工食品，包括各種人工甘味劑、味精和食品添加物。

4. 如果妳已經是孕婦，大型深海魚的攝取量以每星期100克為上限。

## ■布置一個健康的家

5. 居家裝修時，盡可能選用環保、較低毒素的產品取代普通油漆和乙烯基（Vinyl）地板漆。

6. 在家中所有水龍頭（即使只用於淋浴或泡澡）上安裝適當的過濾器。

7. 使用天然清潔產品，在一般有機食品門市就可以買到，或是透過網路線上購買。

8. 盡量選用無香味的浴室個人清潔用品，如果經濟情況允許，最好挑有機品牌的衛浴用品，包括洗髮精、牙膏和化妝品。

9. 避免使用乙烯基製成的浴簾。

10. 避免使用帶有軟質PVC物料的產品，因其可能含有毒塑化劑。同時也建議選用玻璃容器儲存食物，因為它是最惰性的容器，且不含有毒塑化劑。

11. 避免選用經抗菌處理的日用品，比如衣物或家具（但不包括一次性用品和醫療用品）。

12. 避免購買新的家具和塑膠味道重的電子用品。

13. 不要購買鐵氟龍（Teflon）平底鍋或Gore-Tex服裝

## ■養成良好的生活習慣

14. 新衣服和寢具在使用前要先清洗

15. 每星期最少進行一次吸塵或除塵。因擺放在家中的許多物品都會釋放出內分泌干擾化學物質，它們最終可能會透過空氣和灰塵被我們吸入體內。當然，我們更應小心避免吸入二手菸。

16. 每天至少兩次打開門或窗約5分鐘讓空氣全面流通。

◆ ◆ ◆

## 性早熟

現在孩子們越來越「性早熟」，與 EDCs 有關嗎？

曾經在一個飯局裡聽到一位喝了幾杯的父親跟其他男性友人笑嘻嘻打趣說：「我兒子 10 歲下體已經長到像我一樣大，而且身高也追上我啦，荷爾蒙分泌這麼旺盛，他肯定每天在房間上網看 A 片，說不定過幾年我就當上爺爺了。」不知道你有沒有聽過類似的笑話？

不過還真的有北美學者在研究，隨著電視和電影越來越普及，性文化是如何影響小孩體內的荷爾蒙，以及與孩子進入青春期早、晚的關係，只是至今還沒發現什麼具體證據，更遑論提出定論。但科學家對於環境因素，尤其是 EDCs 對小孩性早熟的研究，卻表明了一些重要關聯：

> 今日西方的孩子
> 經歷青春期都早於前幾代的人。

研究人員首先注意到，青春期提前現象始於 20 世紀 90 年代後期，而近年的研究也進一步證實這神秘的公共衛生趨勢已經形成。雖然全部原因還不是很清楚，但許多科學家認為小孩子從日常用品廣泛接觸人工合成化學物質，至少是部分最可能的原因，尤其是 EDCs。

### 女孩月經初潮平均年齡下降

2001 年已經有荷蘭的研究發現，大部分歐洲主要國家（例如：瑞典、

英國、瑞士和德國）的女孩都比她們的母親提前發生初經，並且進入青春期。2012 年美國疾病管制與預防中心（Centers for Disease Control and Prevention, CDC）研究員丹妮爾‧布特科（Danielle Buttke）博士的分析發現，高度暴露於日用化學品環境中的美國女孩與低度暴露的群體比較，她們第一次的月經提前了七個月。布特科博士亦同時指出，相較於過去一個世紀，現今一般女孩月經初潮的平均年齡已從 16 〜 17 歲下降至 12 〜 13 歲。

## 性早熟不單只發生在女生身上

2012 年研究人員在美國小兒科醫學會（American Academy of Pediatrics, AAP）由 41 個州、144 名小兒科醫生提供的 4,100 名男生數據當中亦發現到類似趨勢：相比幾十年前的數據，現在美國男孩進入青春期比過去早了半年至兩年不等。當中非洲裔男孩開始最早，約 9 歲，而白人和拉美裔美國人平均約在 10 歲左右。

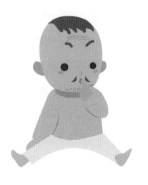

# 第 4 章

# 無處不在的 EDCs

從罐頭、鍋具、餐皿、奶瓶、塑膠容器、DVD、家電用品、防水衣、汽車零組件,到牙膏、防曬乳、洗手乳、沐浴乳、洗碗精、衣物清潔產品、美妝保養品……等,甚至是消費購物拿到的電子發票、ATM 提款明細、信用卡簽帳單、等候號碼牌,幾乎日常生活中所有能接觸到的,都可能潛藏各種內分泌干擾化學物。至於是哪些成分被放進去,又是怎麼跑出來,對環境和人的影響,以及如何因應面對?就是本章接下來所要談的重點了。

## BPA 令人憤慨的歷史

從上世紀 50 年代開始,為了廉價製造耐用的塑膠餐具,雙酚 A(Bisphenol A, BPA)成為普及的製造材料。但不為大眾所知的祕密是,雙酚 A 早在 1936 年就被確定為雌激素類荷爾蒙干擾物,結果也公布於權威學術期刊《自然》(Nature)。

而大家或許會問,為什麼 BPA 這壞東西不馬上禁用?原因非常簡單,因為一個「錢」字。它的使用量驚人,全球每小時有相當於 50 萬美元的 BPA 被生產和應用,在過去三十年間生產量增長五倍,如此金額龐大的生意,財雄勢大的化學公司必然會以各種手段反對禁用。也就是說:

> 為了更可觀的利潤,工業界出賣了人類健康福祉,
> 還累及人類的將來。

我們做為消費者絕對有能力用購買選擇權說「不」。只要我們不買單,

化工業界勢必要改變。

直到今天，即使超過 1,000 項研究發現雙酚 A 會帶來重大健康風險，依然有不少企業拒絕採取行動消除產品中的雙酚 A。還有企業採行不負責任的解決方案，將 BPA 轉為類似且同為類雌激素的雙酚 S（Bisphenol S, BPS），以逃避監管要求，欺騙公眾，無視社會責任。

### ▍取巧的 BPA FREE 商標

由於 BPA 臭名遠播，很多企業都在自家商品貼上「BPA-Free」（不含雙酚 A）的標示，標榜所生產的塑膠製品沒有使用 BPA，但如果他們是以 BPS 做為取代 BPA 的物質，一樣會對生殖系統造成傷害，甚至更甚。那根本是自欺欺人的表現，消費者也無從判斷，十分無奈！


「假如你體內沒有 BPA，你肯定不是這現代世界的一分子。」- 時代雜誌，2010 年

### 雙酚 A（BPA）──目前全球最有名的 EDCs

雙酚 A 是一種無處不在的人造化學物，原本是用來加速牛和家禽的發育，自從 1930 年被發現是一種能透過干擾人體內正常雌激素類荷爾蒙信號令身體運作失衡的類雌激素，後來就用來做為荷爾蒙補充療法給婦女服用。而化工產業在 1950 年發現雙酚 A 是非常好用的硬化劑，直到 2006 年生產消耗總量已達 40 億公斤（還在繼續增加），至今被廣泛應用在各種各樣的日常用品、食品與飲料包裝的微波器皿和儲存容器內，以及眼鏡鏡片、光碟、家電產品、汽車零組件、水瓶和奶瓶、兒童塑膠餐具和罐頭內的塗層，一般可在標示塑膠材質回收辨識碼 7 號的物品找到（見右圖）。

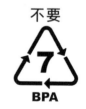

1997 年以來，大量 BPA 科學論文、研究報告和評論已經表明，當產品加熱、暴露於陽光中紫外線，或是在洗餐具過程中損壞，BPA 很容易會被釋出。此外，由於雙酚 A 是一種脂溶性有機化合物，當高脂肪含量的食物使用塑膠容器裝盛時，也有可能會令塑膠內的 BPA 釋出。研究顯示，**雙酚 A 能**

導致多種致命疾病，包括生殖系統紊亂、發育畸形、性早熟、不孕、肥胖、多種癌症、神經系統疾病、氣喘、心臟病、心血管疾病、腎臟病等。其中可能引發的癌症包括華人兩種主要癌症殺手：女性癌症第三名的「乳癌」（原因請參見第 3 章）以及男性癌症第五名的「前列腺癌」，可見我們絕不能忽視雙酚 A 對人體健康構成的危害風險。

更令人憂心的是，BPA 能透過改變「表觀遺傳信號」增加後代的疾病風險，使下一代即使未接觸此毒素亦可能因上一代而患上嚴重疾病（請參見第 2 章〈事件二：媽媽服藥對胎兒的延遲影響能跨代〉）。再者，**雙酚 A 於低濃度已能發揮毒性，只要一茶匙中有百萬分之一克，就算是處於有毒濃度，令我們不知不覺置身健康的危險境地。**

◄   **你無疑已受這種可怕化學品影響！**   ►

## BPA 就在你體內

你每天都生活在充滿著雙酚 A 的環境中！

化驗結果顯示，它普遍存在於多種日常用品，包括水瓶、嬰兒奶瓶等裝盛飲品或食品的塑膠製容器。但有多項學術研究發現，這些產品能夠釋放出其中的 BPA，直接溶解於我們每天的飲用水與食物中，並隨著飲食進入你我體內。

除此之外，我們平日亦經常透過皮膚吸收到雙酚 A。令人意想不到的是，你我每天都可能拿到的電子發票、ATM 提款明細、信用卡簽帳單、等候抽取的號碼牌和傳真機感熱紙，竟然會為我們帶來另一重要危機！

**據統計，雙酚 A 是最常用於列印單據的顯影劑。**台灣的消費者文教基金會 2011 年抽驗市面上感熱紙樣本，有高達 64% 驗出雙酚 A；2012 年 6 月再度抽查市面樣本，報告中顯示仍有近 18% 感熱紙被檢出含雙酚 A。哈佛環境健康系則早於 2010 年就發現，經常接觸這些單據的收銀員體內雙酚 A

濃度遠高於他人。同年一項法國研究亦發現，我們的皮膚能輕易吸收環境中的雙酚 A。

而除了單據以外，**雙酚 A 這個化學物也被用於運動器械、光碟、眼鏡等日常使用的物品**。有瑞士研究人員發現，物品上的雙酚 A 能夠透過觸碰轉移到其他物品，因此為了降低風險，應該避免經常接觸感熱紙（孕婦更要特別注意！），父母也要留意勿將電子發票交給小孩保存或玩耍，並且在接觸上述物品後立即用肥皂洗手。

> **正因為雙酚 A 無所不在，研究發現：**
> **我們大多數人的尿液樣本含有相當濃度的 BPA。**

其中，德國研究數據顯示高達 99% 兒童尿液樣本含有 BPA。而根據美國疾病管制與預防中心的數據，你可以在 93% 美國人（6 歲以上）身上找到這駭人的化學品。我們亦難以置身事外！

2013 年香港浸會大學發布一項驚人的研究結果，發現香港人血液中雙酚 A 平均濃度處於前面提到的每茶匙中有百萬分之一克（~0.95ng/ml），這個濃度具有很高的致病風險。

### ▌歐美日各國對雙酚A危害的因應措施

**BPA 善於模仿雌激素功能，孕婦子宮內的胎兒、嬰兒和幼童特別容易受到早期接觸暴露於 BPA 的影響。**

有鑑於此，2010 年加拿大將 BPA 頒布為法定有毒物質，成為全球首個宣布 BPA 為有毒物質的國家；美國食品藥品監督管理局（U.S. Food and Drug Administration, FDA）亦公開警告此毒素對胎兒與兒童的潛在風險。

2011 年，歐盟宣布禁止於嬰兒奶瓶、兒童用的水瓶中使用雙酚 A。之後加拿大、美國也禁用含 BPA 的嬰兒奶瓶和玩具。

2013 年，美國多州已推行一系列對飲食容器的規定。法國後來跟進立法，從 2015 年 1 月 1 日起，所有專供 3 歲以下嬰幼兒使用的食品器具及容器均禁止使用 BPA。

至於東北亞的日本，則是最早正視相關問題的亞洲國家。在 1998 ～ 2003 年之間，日本罐頭產業自發性地改用不含 BPA 的聚對苯二甲酸乙二醇酯（Polyethylene Terephthalate, PET），降低罐頭內壁塗料所含 BPA 轉移到食品中的機率。小孩學校午餐餐具也以不含 BPA 的塑膠材質取代。這些變化的結果顯現在日本風險評估調查：在罐頭食品或飲料中幾乎再沒有檢測到 BPA，而 BPA 在日本國民的血藥濃度 [15] 中亦顯著下降 50%。

## ▌台、港政府慢條斯理的辦事作風

相較於歐盟、加拿大、美國、日本對 BPA 潛在風險的積極因應，台灣與香港政府的處理態度顯得有些慢條斯理。在全球的趨勢下，台灣於 2013 年 9 月起規定 3 歲以下嬰幼兒奶瓶製造商不得使用含雙酚 A 的塑膠材質，但不包括同樣重要的 3 歲以上兒童之食品器具及容器的監管；香港政府雖然同年開始擬訂針對兒童奶瓶的 BPA 含量規定，但是看目前的政治局勢，也不知道要等到何時才能實施 ⁉

### 是藝術作品，也是含有毒雙酚 A 的食品

有買過金寶湯 [16] 罐頭嗎？這個老品牌罐頭湯在全球大型超市都能看到它的蹤影。它不單是一種湯品，有留意當代藝術的朋友應該都知道，它同時

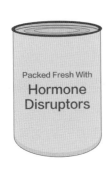

也被稱作 32 罐金寶湯罐頭（32 Campbell's Soup Cans），是美國知名藝術家安迪·沃荷（Andy Warhol）於 1962 年所創作的藝術作品。這幅作品包括 32 塊帆布，每一小塊尺寸均為 20×16 英寸，上面各畫一個不同口味的金寶湯罐頭，現在這每一小塊在國際藝術品市場的拍賣價格高達上千萬美元。但這美麗包裝的罐頭原來含有非常不美麗且有毒的 BPA 成分。

---

15　血藥濃度（Plasma Concentration），指藥物吸收後在血漿內的總濃度，包括與血漿蛋白結合或在血漿游離的藥物，有時亦泛指藥物在全血中的濃度。

16　由美國首屈一指的罐頭湯生產商——金寶湯公司（Campbell Soup Company）生產，其在台灣曾命名為「湯廚」。

在英國念大學時，常會到超市買金寶湯的罐頭番茄濃湯，再加點肉丸、蔬菜和筆管麵，便成為簡單美味的一餐。相信應該也有不少家長喜愛在自己家中做這道超方便、小孩子又愛吃的義式料理吧！

從包裝上成分標示你不會找到雙酚 A，但是廠商在製造傳統金屬罐頭時，常會在內層塗上一層環氧樹脂薄膜，分隔開罐頭和盛載的內容物（食品或飲品），以達到防止金屬腐蝕的功效。

### 小科普　製造金屬罐頭為什麼用雙酚 A？

雙酚 A（BPA）是合成環氧樹脂塗料的主要原料，所製成的薄膜不易滑落，對金屬有良好的防蝕效果，能有效阻止氧氣、微生物入侵罐頭。但缺點是會殘留於製成的薄膜當中。

它重量輕、耐熱的特性亦方便生產和產品分發過程，表面上這是製造商選用雙酚 A 的理由。可是雙酚 A 製薄膜並不是擁有這些特點的唯一選擇，實際上「技術成熟」與「造價低廉」才是罐頭廠商愛用雙酚 A 最主要原因。

◆　◆　◆

經化驗結果證明，存在於薄膜中的雙酚 A 常滲入罐頭內容物，導致大量罐頭類食品和飲品受到雙酚 A 汙染。也就是說，**我們日常購買的罐裝產品均可能受到容器中雙酚 A 汙染！**

另外，根據美國《消費者報告》（Consumer Reports）2009 年的測試，在金寶湯雞湯罐頭產品中檢測到最高 102ppb 的高濃度雙酚 A。丹麥消費者委員會亦於 2016 年 3 月公布，仍然有超過六成他們測試的不同品牌番茄罐頭產品含有雙酚 A。

而消費者看到以上種種負面數據，當然不會如同食品公司一樣無視罐頭釋出雙酚 A 的潛在風險……

## ▌金寶湯在群眾壓力下表示將停用雙酚A

社會各界於是踴躍參與由美國乳癌基金會發起的「Cans Not Cancer」運動，主動向金寶湯投訴，使金寶湯公司在六個月內就收到超過70,000封電子郵件，其中光是由名為「健康兒童、健康世界」的非營利組織收集到的請願書就高達20,000封。

直到2012年3月，金寶湯公司終於表示將會應大眾對雙酚A的關注與訴求，計畫在未來的生產製程中停用雙酚A。然而，金寶湯雖然作出停止使用雙酚A的承諾，卻未進一步建立實行詳情，比如改用什麼較安全的替代物料和時間表等，並且被《富比士》（Forbes）雜誌報導並未制定取代雙酚A的技術便許下無憑承諾。

> 數十年來許多研究顯示雙酚A可導致多種致命疾病，
> 大部分的罐頭、食品製造商依然無動於衷，
> 拒絕採取行動替換雙酚A這種製造原料。

### 健康小錦囊　降低BPA潛在風險的方法

既然雙酚A（BPA）在生活中無處不有，我們可以怎樣自救，減少它對人類可能造成的健康危害呢？

- 少吃罐頭食品，要吃就挑標示不含雙酚A的。
- 勿存放吃剩的罐頭食品，因空氣和光線有可能會促進BPA或其他化學物質的釋出。
- 購買和使用紙、玻璃或瓷器裝盛的餐盒，以及貯存食品容器與飲料瓶，減低使用含有BPA塑膠材質容器的機會。
- 移除表面損壞的舊塑膠板、杯和餐具，因為破損部分特別容易釋出有害的BPA或塑化劑
- 停止將塑膠容器放進微波爐加熱，特別是標示「PC」及「PVC」字樣的容器（塑膠材質回收辨識碼為3號和7號）

- 盡可能避免加熱塑膠製品。由於加熱傾向於促進化學物質釋出，即使是相對更安全的其他類型塑膠材質，也可能因加熱或長期貯存而釋出有害化學物質。
- 選用標示不含雙酚 A 的嬰兒奶瓶。
- 詢問你的牙醫，避免使用含雙酚 A 的補牙用填料。
- 要求政府加強管制，督促企業全面停止使用雙酚 A。

◆ ◆ ◆

# 我對台灣網傳瓶裝水材質會釋出 BPA 的看法

在泛科學（PanSci）網站有兩篇題為《瓶裝水安全嗎？》和《瓶裝水安全嗎？（二）》的文章在網路上引起熱烈討論，主要關注內容有以下兩點：

一、用 PET（polyethylene terephthalate，聚對苯二甲酸乙二醇酯，即標註回收辨識碼 1 號的塑膠材質）製造的水瓶在加熱時會釋放出低濃度的雙酚 A。

二、放在車裡的瓶裝水會因高溫環境使瓶子釋放有毒物質。

首先回應第一點：

據我所知，用 PET 製造的產品根本不需要 BPA 的存在，雖然 PET 被廣泛用於製成瓶裝水的容器，但文章中引用的西班牙 362 個樣本研究並未說明那些塑膠瓶到底是用什麼材料，所以我無從稽考，反而近年有報告指出：PET 塑膠瓶在高溫及反覆使用下，會釋放出另一有毒成分 DEHA（一種塑化劑）。而 DEHA 會損害肝臟及生殖系統，所以 PET 的設計根本不適合加熱或長期反覆使用，那是我們自作主張的選擇。

再來談到放在車裡的水不適合飲用的講法：

儘管你把車子停在戶外長期曝曬，也很難到達塑膠會溶解的情況，所以據我了解，瓶裝水會受到汙染或變質，主要是來自太陽的紫外線令塑膠材質降解，或者是本身產品已經開封過，因細菌滋生而出現怪味，不能夠什麼事都怪到 BPA 的頭上。

熱愛烹飪的朋友對鐵氟龍（Teflon®）這名字想必不會陌生吧？於 1938 年由美國杜邦公司發明並且成功推出市場，應用廣泛，屬於有毒全氟化合物（Perfluorinated Compounds, PFCs）的全氟辛酸類（Perfluorooctanoic Acid, PFOA），科學家們發覺到它對人類健康的潛在影響，源於獸醫發現飼養在廚房的寵物雀鳥離奇死亡。現在，**PFOA 化合物不僅應用在廚房烹調料理的不沾鍋和平底鍋，幾乎所有防污和防水布料、部分食品包裝，甚至油漆、地毯、電動刮鬍刀和衣服，也都有它的存在。**

## PFOA 易潔塗層與甲狀腺疾病

2009 年美國疾病管制與預防中心發布的《人類接觸環境化學品第四次國家研究報告》（Fourth National Report on Human Exposure to Environmental Chemicals）顯示了甲狀腺疾病與人類接觸 PFOA 的關聯性。這項研究從近 4,000 份（20 歲以上）PFOA 血清採樣發現，PFOA 濃度高的人比正常人罹患甲狀腺疾病風險高出兩倍以上。

其他科學家所進行的動物研究亦表明，這類化合物可導致動物肝臟、胰臟、睪丸及乳腺出現腫瘤。目前已知 PFOA 會讓老鼠患上肝癌及甲狀腺癌，直接影響哺乳動物甲狀腺激素系統的功能，包括維持心臟速率、調節體溫，以及代謝、生殖、消化和心理健康等。

除了可能損害甲狀腺，美國國家環境保護局（EPA）同時發現 PFOA「構成人類發育和生殖的風險」，這些討厭的化學品也與新生兒出生體重過低和成人不孕有關。

鐵氟龍鍋易因加熱導致不沾塗層分解，釋放毒素進入周圍的空氣中。當你的鍋子燒到 360°C（約加熱 3 ～ 5 分鐘），至少就有 6 種 PFOA 有毒氣體被釋放出來，其中包括 2 種致癌物、2 種全球性環境汙染物，以及 1 種已知會對人類有害的化學物質。當溫度上升至 500°C，鍋子塗層基本上已被分解成更毒化學劑——全氟異丁烯（Perfluoroisobutylene, PFIB），所以不沾鍋一般不適合高溫且長時間使用。

這些化學物質很容易透過你的身體被吸收，本來健康美味的家常菜可能因選擇廚具不當而變成有毒。首當其衝受害的是家中飼養的寵物雀鳥和牠們的主人。由於雀鳥比起人類有較高的代謝率及更敏感的呼吸系統，以往曾被用來偵測煤礦坑中有毒一氧化碳氣體，當發現被養在廚房附近的雀鳥，很多都因吸入鐵氟龍在高溫下釋出的煙霧而中毒窒息身亡（引致肺出血及積水），之後杜邦公司亦建議使用不沾鍋前先將寵物鳥移離廚房，我們人類又怎麼能不擔心呢？

## PFCs 是戶外活動服裝普遍的材料

由於 PFCs 能防水、防油且具穩定性，被廣泛用於許多戶外活動產品。以紡織品為例，戶外活動服裝表面有一層以聚四氟乙烯（Polytetrafluoroethene, PTFE）製成的防水薄膜，PTFE 是一種氟化聚合物（一個用超高分子量化合物組成的碳和氟的化合物），亦即**消費者普遍熟悉的 Gore-Tex® 與 Teflon® 塗料**，其防水和防污原理是當水碰到衣物表面時會呈水珠狀，且容易從衣物表面滑走。但由於其特性持久，一旦接觸環境，便難以分解，能殘留在環境之中達數百年，使這種有毒物質不但能在遠離人煙的高山湖泊找到，最近的科學研究也發現它能在野生動物如北極熊的肝和人類的血液中積累。

## 穿著含 PFCs 的衣服有害健康嗎？

目前暫時沒有證據顯示 PFCs 能夠直接穿透皮膚，所以穿著含 PFCs 的衣服應不會直接影響人體健康。PFCs 主要透過生產過程釋放到自然環境中，使用或棄置含 PFCs 的產品時，也會因老化或破損而釋放 PFCs，並且隨著我們的呼吸、食物、飲水或空氣中的灰塵進入食物鏈，累積在人體體內，損害生殖系統、致癌及影響荷爾蒙分泌。

## ▍消費者支持環保團體行動：連署要求停用有毒的 PFCs 物料

環保組織綠色和平於 2010 年發布《毒隱於江：長江魚體內有毒有害物質調查》報告，指在中國大陸長江沿岸兩種食用野生魚（鯉魚與鯰魚）體內驗出含全氟化合物（PFCs）和烷基酚（APs），嚴重威脅人體健康與生態環境，

呼籲中國政府盡快立法監管遏制這些有毒有害物質的使用和釋放。

　　隔年 8 月綠色和平再度公布《毒隱於衣：全球品牌服裝的有毒有害物質殘留調查》，指出多個知名品牌服裝中含有「環境荷爾蒙」壬基酚聚氧乙烯醚（NPE）。組織相信汙染源頭是來自製造環節中牽涉到防水塗料等產品的工廠排放。之後世界知名運動用品品牌愛迪達（adidas）承諾將淘汰使用全氟化合物，可惜 2014 年卻被環保組織發現並未全面兌現當年承諾，在多對球鞋、守門員手套、球衣，甚至世界盃的專用足球，均驗出殘餘 PFCs 等有毒化學物。愛迪達做為 2014 巴西世界盃足球賽的贊助商，最終在媒體壓力下，於世界盃開鑼前夕承諾：2017 年起，其產品將 99% 不含 PFCs，並在 2020 年或之前全面淘汰生產鏈及產品上的有毒有害化學物。

　　連續幾年公布相關調查報告後，2016 年初綠色和平又動員全球戶外活動愛好者和消費者，聯署要求北臉（The North Face）和長毛象（Mammut）兩個相關國際品牌停止使用有毒的 PFCs 物料，邁向無毒生產，結果不到一個月就獲得 20 多萬人支持。兩間公司的管理層是否會順應民意呢？另一方面，戶外服裝品牌（如愛迪達）已率先為去除 PFCs 訂立限期和目標，其他時尚品牌如 Puma、Mango、G-Star、Inditex（Zara 母公司）和日本 Uniqlo 都承諾會在網上平台公開其工廠排放和化學物質使用資訊，我欣賞它們的積極措施，相信消費者也樂見市場上有更多安全又環保的產品選擇。

---

**健康小錦囊**　　**立即移除家中含 PFCs 和 PFOA 物品**

- 以陶瓷或玻璃鍋具替換家中廚房的鐵氟龍鍋或其他相似類型的不沾鍋。我個人的選擇是陶瓷廚具，因為它非常耐用且易清洗。
- 烹調時盡量將火力控制在低至中火，千萬不要對著空鍋高溫預熱。
- 停用微波爆米花袋，因其內層也塗上了不沾表面的有毒化合物。
- 減少穿著或購買標榜防污和防水服裝、地毯和紡織品。
- 減少接觸含阻燃劑的產品。

關心全家人健康，請好好檢視家中物品，孕婦或備孕夫妻更要留意喔！

◆ ◆ ◆

## 日用品及化妝品

洗面乳、牙膏、髮蠟、防曬乳、抗菌洗手乳⋯⋯這類產品，都市人一天用上一大堆加起來上百種大家根本看不懂的成分在身上，有沒有哪個人曾經問過這些東西到底是否安全？前輩給我的金科玉律是：

> **不要把不能放入口中的產品用在自己的皮膚上。**

### 牙膏也不安全？

你每天牙刷上用的牙膏，真的絕對安全嗎？

牙膏，是每個人在日常生活中不可或缺的口腔護理產品。可是，當大家在牙刷上擠上牙膏，看著鏡子「向上刷，向下刷」的時候，科學家研究卻發現，部分牙膏含有一種成分叫三氯沙。什麼是三氯沙？它對人體和胎兒會有什麼潛在影響呢？

### 小科普　三氯沙（Triclosan）與三氯卡班（Tricloca）

三氯沙和三氯卡班是合成抗菌藥物，常被添加在清潔劑（固體和液體）、牙膏、漱口水、體香劑、刮鬍膏，以及沐浴乳或洗手乳等個人護理產品。兩者相對之下，以三氯沙較為普遍，普遍到超過75％美國民眾的尿液被檢測出三氯沙，甚至連母乳中也驗得出來。

調查顯示，三氯沙與三氯卡班都是一種環境荷爾蒙，容易與脂肪結合，卻不易從身體排出，長期累積在體內恐會影響甲狀腺激素和睪酮（男性荷爾蒙）。根據美國最新研究，三氯沙更可能干擾女性荷爾蒙的作用，阻礙胎盤的發育及血管形成。孕婦長期使用含三氯沙的抗菌清潔用品，有可能導致胎兒腦部發育不良。

◆ ◆ ◆

早在2010年美國已有實驗報告顯示，三氯沙有導致動物荷爾蒙失調的

疑慮，有美國國會議員呼籲禁用，美國食品藥品監督管理局（FDA）也對三氯沙的安全性進行審查，並指出哺乳動物和其他動物試驗已表明它對荷爾蒙的影響，值得進一步科學探究和監管審查。原本審查報告一直沒有被公開，直至 2013 年底大眾基於資訊自由法（Freedom of Information Act, FOIA）訴訟後，迫使 FDA 在 2014 年初公布對三氯沙毒理學研究長達 35 頁的文件。

**研究指出三氯沙令老鼠胎兒期骨骼畸形，甚至與癌細胞生長和減弱生殖能力有關。**有科學家細閱報告後認為，三氯沙既然會破壞內分泌系統和停止荷爾蒙運作，質疑美國當初為何只仰賴產品廠商贊助的科學試驗，以顯示產品安全有效而草率批准產品上市⁉

FDA 表示動物實驗所得結果已有足夠理由重新檢驗產品。在 2016 年 9 月的最終裁決令許多環保人士十分鼓舞，因為當局決定要求廠商在一年內移除所有抗菌劑與清潔劑的三氯沙成分。話雖如此，除了美國 FDA 立法禁止抗菌劑、清潔劑等類別產品和部分品牌計畫停用三氯沙外，目前沒有任何一個國家在其他產品類別全面禁用三氯沙，各國都是採取訂出限量標準。很多國家的標準是含量不得超過 0.3%，目前在大陸和台灣販售的牙膏品質標準就是按 0.3% 為上限；三氯沙在香港甚至不屬毒藥，只需註冊便可使用。

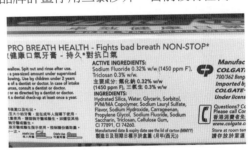

部分市售牙膏含有三氯沙。

另外一個問題涉及到濫用三氯沙對抗生素耐藥性的潛在危機。

2010 年歐盟曾經提出，三氯沙恐引發細菌基因突變，或是增強細菌抗藥性的可能。美國食品藥品監督管理局諮詢小組也清楚表明，和普通肥皂相比，並沒有證據顯示含三氯沙的清潔劑（洗手乳等）能更有效殺菌；而 2009 年時，因三氯沙會增強細菌的抗藥性而使抗生素失效，加拿大醫學協會（The Canadian Medical Association）也呼籲聯邦政府禁止在一般消費產品中使用三氯沙。為了防範未然，如果能不用就別用了。

■ 繼續三氯沙故事……

　　三氯沙在近年引發了不少討論，雖然動物實驗發現，它會影響胎盤，令動物體內荷爾蒙無法發揮正常作用。不過，對人體是否有相同危害？目前各國仍未有定論，截至目前為止，並沒有足夠的研究報告顯示三氯沙確實會立刻危害人體健康。但專家們提醒，三氯沙會透過皮膚層進入體內，日積月累下，可能導致荷爾蒙失調；特別是脆弱的嬰兒，若接觸久了，可能會出現異位性皮膚炎或氣喘等過敏性疾病。所以，根據預防性原則，為了下一代，我們應盡量避免使用過多含有三氯沙的各種用品。

　　在台灣，有知名品牌牙膏被驗出三氯沙嚴重超標 4 萬倍，而且各式各樣的清潔用品，從牙膏到沐浴乳、洗潔精，標示全是英文，光一個三氯沙就有五、六個英文名字，往往讓消費者非常混亂。以下是一些廠商可能為了規避監督而改用的別名：

| 中文 | 三氯沙、三氯新、二氯苯氧氯酚、三氯羥二酚醚、玉潔新、玉晶純 |
| --- | --- |
| 英文 | Aquasept、Irgasan、Gamophen、Sapoderm、Ster_Zac、DP-300 |

　　在香港，消費者委員會未禁止商品中含有三氯沙。市面上最為人熟知的品牌高露潔（Colgate）有一系列高露潔全效（Colgate Total）牙膏也含有三氯沙，廠商在牙膏包裝上用了三氯生為名（見前文圖），難怪產品廣告聲稱能長時間抗菌。

　　筆者檢視市售各種不同品牌的牙膏，以及 2008 年台灣消基會、2014 年香港消費者委員會所做的市場調查，發現以下幾款牙膏含有三氯沙：

| 發現年份 | 產品名稱 |
| --- | --- |
| 2014 | 高露潔全效 - 備長炭深層潔淨牙膏 |
| 2014 | 高露潔全效 - 美白牙膏 |

| 2014 | 高露潔全效 - 專業牙齦護理牙膏 |
|------|------------------------------|
| 2014 | 高露潔全效 - 專業抗敏牙膏 |
| 2014 | 高露潔全效 - 專業潔淨牙膏（果凍狀） |
| 2014 | 高露潔全效 - 專業潔淨牙膏（膏狀） |
| 2014 | Beverly Hills Formula |
| 2013 | 歐樂B - 牙齒及牙肉護理牙膏 |
| 2008 | 黑人牙膏 - 天然草本含氟牙膏 |
| 2008 | 百靈 - 牙周病牙膏 |

　　其實市面有許多其他更天然的選擇（見下圖），價錢雖然相對昂貴，但是牙膏每次用量不大，其實不要緊，其他含三氯沙的清潔用品能不用就別用，若需使用相關用品，如沐浴乳或洗手乳等時，切記要沖洗乾淨。另外，使用牙膏後也要徹底用清水把口腔漱乾淨，盡量可能不要吞食；建議牙膏每次使用量約一顆黃豆大小即可。亦指出，免疫力需要靠適量細菌的刺激，才能更加提升。換句話說，過度使用抗菌用品，反而易損害免疫系統，而增加過敏或生病的機率！

　　2013年初國際頂級期刊《環境科學與技術》（Environmental Science & Technology）發表了美國明尼蘇達大學（University of Minnesota）一項研究，指出在該州八個湖泊和河流的沉積物中發現三氯沙含量越來越多，而污水處理廠目前技術無法從

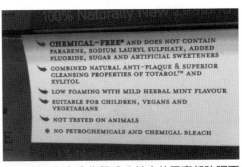

部分市面上人造化學成分較少的牙膏都強調不含三氯沙或對羥基苯甲酸酯等內分泌干擾物。

水中把三氯沙過濾出來。同年3月，明尼蘇達州州長馬克‧戴頓（Mark Dayton）比起FDA更有先見之明，早已發出行政命令要求州內的國家機構

停止購買和使用含三氯沙的洗手乳、洗碗精和洗衣清潔產品，並且於 2014 年 5 月發布法案 [17] 禁止相關產品在州內銷售。

**化妝品含塑化劑 !?**

的確，前面表 3-2 所列可能含鄰苯二甲酸酯類物質的常見生活用品中就有「化妝品」這項，包括指甲油、香水、洗髮精、髮膠、口紅、護膚乳液等。鄰苯二甲酸酯是一種塑化劑，通常在化妝品中可以找到。它是已知的類雌激素，有科學研究懷疑現今許多健康問題，如精子數量減少、男性自閉症、乳癌和睪丸癌、睪酮濃度降低等，都跟這塑化劑類型的化學物有關。

### ▌寶僑（P&G）的回應與否認

在環保團體和消費者組織多年的提倡和輿論壓力下，世界上最大消費品製造商寶僑（Procter & Gamble, P&G）於 2013 年 9 月宣布，從 2014 年開始，所有旗下品牌及產品將停止使用鄰苯二甲酸二乙酯（Diethyl Phthalate）和三氯沙（Triclosan）這兩個具荷爾蒙干擾爭議的化學品。雖然寶僑仍堅持否認這些化學品是不安全的。

2016 年初，寶僑再度公開表明不使用 140 種化學物質，其中有許多物質也是內分泌干擾物家族成員，算是有慢慢在回應消費者對更高透明度和更安全產品日益增長的需求。

但遺憾的是，這麼重大的消費者新聞，我只能在華文報導中找到非常少的媒體曝光！令我不免要抱持這樣的懷疑：

> 消費品製造商的公關團隊
> 從來就不希望他們的客戶知道
> 他們每天大量使用在產品中的化學品成分內容。

---

17　SF2192 法案，規定任何人不得出售或提供含三氯沙的清潔產品（用於抗菌或請潔手部、身體），自 2017 年 1 月 1 日起生效。此法案的發布使明尼蘇達州成為美國聯邦第一個立法禁止販賣含有三氯沙（Triclosan）之消費性個人清潔用品的州政府。

## 防曬乳的另一面

夏日裡，遇上晴朗的好天氣，想要外出郊遊，卻又怕被猛烈的陽光曬黑
灼傷。不知你是否也曾有過這樣的煩惱？撐陽傘、戴帽子、穿長袖衣物似乎
都不是良策，因為它們多少都會影響遊玩的興致。此時多數愛美的女性會選
擇塗一層防曬乳或其他防曬產品，方便快捷又有效。然而，面對架上琳瑯滿
目的防曬產品，你如何挑選呢？

### ▋ 化學性防曬 vs 物理性防曬

在挑選防曬乳之前，首先要了解化學性防曬（下圖左）和物理性防曬（下
圖右）的作用原理：

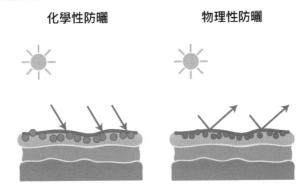

化學性防曬　　　　　　物理性防曬

**化學性防曬劑**被廣泛用於各種防曬乳中，因為它質地清爽，種類繁多，
而且價格較低。在太陽光下，化學性防曬劑的成分會吸收紫外線，並將其以
一種較低的能量形態釋放出來，減少紫外線對皮膚的直接損傷。一般來說，
防曬劑要滲透入皮膚，與皮膚細胞相互作用之後，才能產生防曬效果，這就
是為何我們經常見到產品說明上寫著「需要提前 30 分鐘塗抹」的原因。由
於化學性防曬劑吸收紫外線時也在逐漸被氧化，所以為了保持防曬效果，我
們需要及時補塗。

**物理性防曬劑**的刺激性低於化學性防曬劑。物理性防曬主要是利用二氧
化鈦、氧化鋅等製成的微粒，如鏡面般阻擋或反射陽光，避免紫外線接觸皮
膚，而達到防曬的效果。物理防曬依靠遮蓋來保護皮膚，通常會泛白、比較
厚重油膩，且不易塗抹。理論上，只要不出汗或擦拭，物理性防曬乳可以一

直保持同樣的防曬效果；但實際上，物理性防曬乳容易因觸碰或流汗而脫落，加上其不易抹勻的特點，純物理性防曬乳很難達到很高的防曬指數。目前市面上的防曬產品，雖有少部分屬於純物理性防曬，但是大部分都會兼有兩種防曬的成分，以互相彌補，提高防曬效果。

## ▮ 檢視家中防曬乳成分

雖然亞洲人因太陽紫外線而罹患皮膚癌的風險相對白人低很多，但是中國人經常說「一白遮三醜」，很多愛美女性會為保持白淨的皮膚而每日使用防曬產品，再加上廣告的推波助瀾，宣傳待在室內也會受到紫外線侵害，所以有些女士無時不刻留意防曬，用上大量防曬產品，我甚至認識有些女孩用量驚人，臉上塗了一層又一層的防曬，看來就像在水泥牆上「抹灰」，在大街上看起來很有趣！

不有趣的是，市面上超過 60% 的化學性防曬產品中主要常見的有效成分（見下圖表）都含有一種或一種以上類雌激素，使用時容易滲透進皮膚，甚至汙染環境，你又知道嗎？

## ▮ 化學性防曬乳中常見的主要成分

| 化學名稱(中文) | 常見產品 | 用途 | 內分泌干擾影響 |
|---|---|---|---|
| 3-亞苄基樟腦<br>(3-Benzylidene Camphor or 3BC) | 防曬乳，抗皺保養品 | UV過濾 | 類雌激素 |
| 4,4'-二羥基二苯甲酮<br>(4,4'-Dihydroxy-Benzophenone) | 防曬乳，抗皺保養品 | UV過濾 | 類雌激素 |
| 4-甲基亞苄基樟腦(4-Methylbenzylidene Camphor or 4-MBC) | 防曬乳，抗皺保養品 | UV-B過濾 | 類雌激素 |
| 二苯基甲酮-1 (Benzophenone-1) | 防曬乳，抗皺保養品 | UV過濾 | 類雌激素 |
| 二苯基甲酮-2 (Benzophenone-2) | 防曬乳，抗皺保養品 | UV過濾 | 類雌激素 |
| 二苯基甲酮-3(Bexophenome-3 or Oxybenzone or BP-3) | 防曬乳，抗皺保養品 | UV過濾 | 類雌激素 |
| 胡莫柳酯(Homosalate or HMS) | 防曬乳 | UV-B過濾 | 類雌激素 |

| 甲氧基肉桂酸辛酯(Ethylhexyl methoxycinnamate or Octyl methoxycinnamate or OMC) | 防曬乳，抗皺保養品 | UV-B過濾 | 類雌激素 |
|---|---|---|---|
| 對二甲氨基苯甲酸異辛酯(2-Ethylhexyl 4-dimethylaminobenzoate or OD-PABA) | 防曬乳 | UV過濾 | 類雌激素 |

　　更糟的是，沒有商人會告訴你，它們對你健康的影響和致病風險！許多常見的防曬產品也有雌激素效應，這種效應可能提高罹患癌症機率、導致胎兒發育缺陷、降低男性精子數量和品質、陰莖變小，再加上大量其他未知的醫療健康問題⋯⋯。這些影響跟許多被禁用的化學品，如滴滴涕（DDT）、戴奧辛（Dioxins）和多氯聯苯（PCBs）是相似的。

　　西方乳癌協會對於防曬產品最新的口號是：「**你不應該需要在皮膚癌和乳癌之間做出選擇！**」（**Don't Make Sunscreen Users Choose between Breast Cancer and Skin Cancer Risk!**）

　　不需要冒癌症的風險！研究發現，許多防曬乳中含有類雌激素，擾亂內分泌系統，並且在乳癌的發展中扮演關鍵角色。然而，儘管防曬產品中所含這些化學物質已對你我健康構成威脅，但消費者普遍還是認識不足，主管單位對市售防曬產品仍須加強監管。

**健康小錦囊**　**可以保護自己的天然防曬法**

　　避免在中午紫外線高峰時段從事戶外活動

　　使用防 UV 雨傘

　　穿著輕便的淺色衣服掩蓋身體

　　當你必須使用防曬乳時，請慎選安全的產品。小魚親測平台抽樣檢測市售 51 款防曬乳樣本，檢測報告請見 183 頁，其中平台建議給成年人和嬰幼兒的 16 款防曬乳安全（綠魚）榜單，多數產品都是以物理性防曬為主，不過請記住，最好的防曬仍然是一頂帽子和一把傘！

◆ ◆ ◆

### 對羥基苯甲酸酯（Paraben）——日用及美妝品最常見的 EDCs 防腐成分

台灣 TVBS 和華視新聞之前都報導過沐浴乳含 Paraben 防腐劑恐誘發乳癌，當時曾引起一陣熱烈討論及關注。其實，對羥基苯甲酸酯（Paraben）是「一大類」已知具雌激素活性干擾功能的化學物質，並非指特定成分，目前常見的相關成分則是它的酯類衍生物，而消費者在產品標籤上最常看到的是以下成分：

| 化學名稱 | 化學名稱(中文譯名及全名) |
|---|---|
| Methyl **paraben** | 對羥基苯甲酸甲酯；尼泊金甲酯；Methyl p-hydroxybenzoate |
| Ethyl **paraben** | 對羥基苯甲酸乙酯；尼泊金乙酯；Ethyl p-hydroxybenzoate |
| Propyl **paraben** | 對羥基苯甲酸丙酯；尼泊金丙酯；Ethyl p-hydroxybenzoate |
| Isopropyl **paraben** | 對羥基苯甲酸異丙酯；尼泊金異丙酯；<br>Isopropyl p-hydroxybenzoate |
| Butyl **paraben** | 對羥基苯甲酸丁酯;尼泊金丁酯；Butyl p-hydroxybenzoate |
| Isobutyl **paraben** | 對羥基苯甲酸異丁酯;尼泊金異丁酯；Isobutyl p-hydroxybenzoate |
| Sodium propyl **paraben** | ＊經過化學處理變成鈉鹽，可增加成分的水溶性，但化學特性會從弱酸性變成鹼性 |

所以，消費者檢視成分標籤要特別留意英文字尾有「**paraben**」的！這幾個常出現的成分一定要記住。精明的讀者或許已發現上面表列化學物質名稱有些眼熟，其實它們大部分也都列名前面表 2-1 歐洲第一類危險名單 17 種內分泌干擾物。

> **小科普** 保養／化妝品中為何要添加 Paraben？

製造商都希望產品能經得起長途運送，而且可以存放在倉庫或貨架上好幾個月不變質，這解釋了防腐劑的使用原因，而防腐劑的本質是對細胞具有毒性，對於細菌與黴菌有抑制甚至殺滅效果，加上 Paraben 價格便宜、無色、無味，就成為常被添加的防腐劑成分。其實它們不只是用在化妝品和保養品，包括藥品及食品中也都可能找到。

### ▌台灣法規對於 Paraben 防腐劑的使用規範

台灣衛生福利部 2017 年 2 月公布修正「化粧品中防腐劑成分使用及限量基準表」，查詢有關 Paraben 防腐劑的使用規範，標準跟歐盟一樣，單一 Paraben 酯類及鹽類用量為 <0.4%，混合後總限量為 <0.8%，並列有注意事項「非立即沖洗掉之產品，不得使用於三歲以下孩童之尿布部位」。然而，儘管 Paraben 現在還是合法使用，我還是想提醒大家兩點：

一、為了達到產品最長的保存限期，大部分公司都會把合乎政府要求的最高劑量防腐劑加進他們的產品中，這是各產業的慣常做法，但要知道我們每天絕對不僅使用一種產品，最終把幾種個別都符合產品法規最高劑量的產品一起使用時，我們皮膚接觸到的已經是以倍數計算安全劑量的化學物質，頓時就變得不安全了。

二、合法使用的成分不代表安全，正如煙草中的致癌物尼古丁法律上是沒問題的。Paraben 會經由皮膚吸收，事實上在實驗室的動物測試也證實它有類雌激素的作用，會促進乳癌細胞繁殖，我相信外國禁用 Paraben 是遲早的事，並鼓勵負責任的商人應在他們的產品包裝上以大字標明有關成分。

## 網傳肥皂比沐浴乳安全，是真的嗎？

網路上很多人在傳關於沐浴乳的警告，主要是在說沐浴乳中的 Paraben 防腐劑會把人洗出病來。我自己每天洗澡都是用肥皂，不用沐浴乳的原因也是擔心其中的防腐成分。從基本化學成分比較，一般肥皂使用動物性或植物性油脂（甘油）為基底生產凝固，成分相對簡單且不易變質；而沐浴乳就有一大堆我看不懂的化學添加物，把本來不能相容的水與油合而為一。但我在選擇肥皂時也會很小心，盡量不買太香的產品，因為天然有機成分的香味本身不會太濃烈，太香很可能加了有害香精，而很多香精類化學物質屬於鄰苯二甲酸酯（Pthalates），跟對羥基苯甲酸酯（Paraben）同樣是有雌激素活性干擾功能的 EDCs 成員。

Column

**其他洗浴產品**

　　環境荷爾蒙（EDCs）在我們的生活中隨處可見，不論是食物或者是生活用品，我們都會找到它們的蹤跡。而嬰兒因為免疫力比較低，比其他人更容易受類雌激素影響。嬰兒的健康無疑是父母的首要考量。幸好世界各國都有一些自願組織不斷在提倡市售產品應該除去所有有毒物質，促請一些知名品牌為廣大消費者的健康負責。

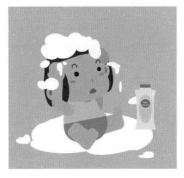

### ▌嬌生嬰兒產品與 EDCs

　　2009 年 3 月，美國非營利組織安全化妝品運動聯盟（Campaign for Safe Cosmetics）針對美國市場上 48 種嬰兒衛浴產品進行檢測，發現其中 32 種產品含二噁烷（1,4-Dioxane）、18 種產品含甲醛（Formaldehyde）、17 種產品同時含有兩種致癌物質。嬌生（Johnson & Johnson）是其中一個產品被檢測出含有毒物質的品牌。嬌生被揭發嬰兒洗髮精含有致癌物質甲醛後，承諾在 2013 年之前，嬰兒用品將改用比較安全的配方，最終會停止使用甲醛、對羥基苯甲酸酯（Paraben）、三氯沙（Triclosan）和鄰苯二甲酸酯（Phthalates）等有害物質。

　　雖然嬌生並未說明何時完全停止使用對羥基苯甲酸酯、三氯沙和鄰苯二甲酸酯，但消費者應該留意它們都是 EDCs，都會表現出類雌激素的作用，並且與加速乳癌的發展有關。另外，類雌激素的特性可能會令女童性早熟更普遍；三氯沙在北美牛蛙和南卡羅萊納州、佛羅里達州附近的海豚體內被發現，已知會擾亂荷爾蒙，影響生長發育。還有研究顯示，鄰苯二甲酸酯會跟其他化學物質相互作用，產生累積效應，造成更大的影響。例如 2005 年發表的一項研究顯示，懷孕期間接觸鄰苯二甲酸酯可能導致男嬰肛門與生殖器間距離減短，以及降低男孩第二性徵的發展，例如生殖能力。

　　可喜的是，有些小型公司已經在生產有機且不含有毒物質的洗髮精、防曬乳、沐浴乳和潤膚乳液，而他們在開發銷售路線的同時，亦對大品牌施加

了一些壓力去正視產品安全問題。因此，現在也有大機構開始逐步使用較安全的替代品，例如用葡萄柚籽萃取物取代對羥基苯甲酸酯做為防腐劑。

　　雖然嬌生在使用安全替代品進度上比較緩慢，但自 2010 年，已對其74% 的產品清除了二噁烷，以及 33% 的產品清除甲醛。嬌生對消費者的健康做出保障，消費者自然感謝它的努力，在一個小型頒獎典禮上，嬌生的高層第一次收到一份有三萬名顧客簽名的感謝狀。做為嬰兒用品的龍頭公司，嬌生這個決定不但為其他品牌樹立好榜樣，也同時提升了自己的企業形象。

## 各大日用品及化妝品品牌 對 EDCs 的態度

### MaryKay（玫琳凱）：親歷美麗與現實

　　筆者素來對直銷品牌了解不多，除了母親偶爾會買 Amway（安麗）某些清潔劑和保健食品回家，其他品牌所知甚少。2013 年初，筆者受邀出席一場講座擔任主講嘉賓，跟大家分享有關「類雌激素與日常用品」，而在結束這場分享後，一位很有禮貌的女士主動上前與我進一步交流，她介紹自己正參與一個護膚品牌的銷售工作，公司是帶有強烈宗教色彩、重視社會責任和女性美好生活的 MaryKay（玫琳凱）。

　　算我孤陋寡聞，當時真不知道那是什麼品牌，但從這位銷售顧問的儀態談吐和她跟我的互動交流，我猜那應當是個不錯的公司，後來才曉得原來是國際直銷的大品牌之一。她說自己從未意識到產品中可能含EDCs 的問題，也詳細詢問了檢測的方法和費用，並跟我留下聯絡資料，第一印象良好。幾天後，她安排了玫琳凱的產品做雌激素活性測試，樣本總共有 62 個，這個舉動使我非常感動，更令我對她所代表的品牌產生好感。

　　測試結果出來後，僅比例很少、單位數字的樣本雌激素活性濃度頗

高。這位銷售顧問說她會主動停止銷售那少部分產品，同時很樂觀的建議我們馬上去跟玫琳凱美國總公司的產品研發部門聯繫，還找了一些相關聯絡人名字給我，真貼心！你能從她眼中看到她對自己所代表的品牌是多麼有信心和驕傲，不覺相信她的研發同事一定會給出積極正面的回覆，並且進一步改良產品成分。於是我發出了幾封電子郵件。

三個星期過去了，一直沒有回應，玫琳凱的銷售顧問自己也急了。直到有一天我收到邀請函，去做一個亞洲化妝品高峰會的主講嘉賓，在信中看到玫琳凱那時的首席科學家 Dr. Beth Lange 也受邀出席，我馬上告知這位銷售顧問，大家心中又再度抱持樂觀希望。

### ▋ 與不斷標榜「美麗」的品牌做了「不太美麗」的交流

在上海舉行高峰會的日子終於來到，雖然事前在網上做了些準備，大約記得 Dr. Lange 的長相以方便找尋，但第一天會上沒見到她本人。我主講的場次被安排在第二天，題目當然離不開類雌激素在化妝品和護膚品中的安全問題，當天終於看到 Dr. Lange。

演說完畢後，我在茶點時間主動上前跟她說話，理論上不用再介紹來者何人，但因為她是未回覆郵件的其中一位，我還是小心介紹自己的身分和目的，以免她以為我來意不善。

她沒有正面回覆是否收到郵件，但當我提到在少數玫琳凱產品中發現「有趣」的雌激素活性濃度時，她顯得面有難色，明顯不太願意討論下去。我按當時情況只能結束對話，和她說好透過電郵再繼續討論。

### ▋ 更失望的電郵回覆

之後我發的跟進郵件很快就收到 Dr. Lange 的回覆。

我在信中詳細說明了化學檢測法在類雌激素問題上的漏洞，但她的回應一個字都沒有提到 EDCs 的問題，只是不斷地重複說公司產品如何符合法規安全要求（一貫公關標準化的回應），並且強調他們多麼積極地與全球多少專家合作研發安全有效的產品（我現在不就是想跟貴公司

提出友好科學合作嗎？）。

真理和科學一樣是越辯越明的，眼見她關上了探索和技術討論的大門，令我很失望，希望那只是她個人而非公司的立場，但我更為那位熱心的銷售顧問感到難過，她本來堅信美好的品牌和光明的事業發展機會，都由於這些不美麗的回應而大受打擊，不久後便離開玫琳凱，而 Dr. Lange 也轉到了另一個工作崗位。說到這裡，我想起一句話，忘了是誰說的，但大概的意思是：不快樂和快樂的人，差異在於前者知道了更多真實的資訊。同意嗎？

◆ ─────

## Avon（雅芳）：「去 EDCs」的歷程

2013 年 5 月當 Avon（雅芳）在紐約市舉行股東會時，其中一項公司重要決議就是投票表決是否動用資源找尋其他較安全的替代品，以取代雅芳產品中與癌症、生殖系統損害和其他嚴重疾病有關聯的危險化學成分，其中有許多是 EDCs。當時提交雅芳股東會動議的一方是其基金公司投資者：綠色世紀股票型基金（Green Century Equity Fund）。

### ▌消費者和股東要求踢出雅芳產品中不安全的化學品

基金公司出於商業角度認為，消費者對於天然產品的需求正在上升，尤其是不含 EDCs 危險化學成分的化妝品和個人護理產品。單是北美市場，標榜天然有機護膚品、護髮及彩妝的公司，2005 ～ 2010 年銷售額就增加了 61%，總額達到 77 億美元，並估計到 2016 年可能會超過 110 億美元。如果雅芳忽略此一重要的全球性市場趨勢，恐將會削弱其銷售業務並損及產品安全聲譽。如果成功，面臨利潤縮水和美國一些銷售代表流失的雅芳，可能因這次投票結果而順勢翻身，但最終結果卻被大比數否決了，理由是「擔心這將導致公司資源不必要的分流」，換句話說：消費者的關注和安全是「不必要」被考慮的。

## ▌打壞了一手好牌，企業形象瞬間褪色

雅芳其實在過去曾經應消費者的要求，採取了一些措施消除其產品中的 EDCs 成分。舉例來說，2004 年宣布將遵守對塑化劑（DBP）規範較嚴謹的歐盟禁令（當時美國法規還未要求）；2005 年宣布其所生產的香水將不再使用另一種塑化劑（DEP）；2010 年決定所有新開發產品中不再使用兩種類雌激素防腐劑（Parabens）。此外，雅芳更是推動乳癌預防工作最不遺餘力的企業之一，其贊助的活動在過去十年便籌集超過 4 億美元。然而，遺憾的是，雅芳產品仍繼續使用可能致癌（包括乳癌等癌症）的化學物質，以及已知的 EDCs，當中更包括了兒童產品。

筆者真想不通為什麼雅芳會否決那樣一個絕佳的翻身機會？明明新決議能加強其業務和品牌，吸引那些對產品安全意識高漲的新客戶群；相反的，否決動議使雅芳在消費者心中形象變得虛偽，因為他們一方面繼續銷售受到 EDCs 成分汙染的產品，同時又花費數百萬美元營銷自己。做為一家長期致力於乳癌防治工作的企業，是頭腦有問題？還是另有內情？

2014 年 4 月，雅芳總算又承諾其美容和個人護理產品將逐步淘汰使用三氯沙。雖然三氯沙只是眾多 EDCs 當中冰山的一角，但走前一步總比之前漠視消費者的訴求好，當然我們更希望雅芳能採取綜合、全面的政策，移除所有產品成分中的 EDCs 以及不安全的化學品，使每個用戶都受到保護。

◆

## 不要把美國對藥物的管制和化妝品管制混為一談

美國聯邦法律中有個主要漏洞，允許雅芳和玫琳凱等公司在每年營業額近百億美元的化妝品產業，無限量使用未經長期健康影響測試的化學物質，尤其是 EDCs，且個人護理產品亦沒有相關的包裝標籤規定。事實上，化妝品是今天美國市場上被監管最少的產品之一。

幸好有幾個國際品牌因應消費者對 EDCs 的擔心，已開始採用比現

有政府或聯邦法規更高的自律化學安全標準，法國萊雅（L'Oreal）公司是其一。其他值得肯定的是嬌生（J&J）和寶僑（P&G）公司，也在2013年宣布將分階段從兒童和成人用品中移除一些已知的EDCs，包括三氯沙、對羥基苯甲酸酯、鄰苯二甲酸酯和防腐劑，這算是個好的開始。

## 研究證實謹慎選擇產品的重要性

　　光盼著那些大品牌早日處理掉各自產品中有害的化學成分，說實在有點被動，而且不切實際，你自己學會如何小心選擇產品更為重要。

　　2016年3月，美國加州大學柏克萊分校發表的一份研究報告支持筆者的觀點。大學邀請了100名拉丁裔少女參與研究，在媒體發布時雖然沒有說明選擇拉丁裔的原因，但我猜是因為她們經濟條件比一般白人低，多半購買比較便宜的產品，而且經濟上倚靠父母的年輕人能花的零用錢也不會太多。這令我聯想到美國深色人種的肥胖症情況比白人更加嚴重，原因也跟他們的經濟條件扯上關係，他們大都把錢花在一些便宜又飽食的垃圾食品，例如罐頭和冷凍食品，最終惡性循環導致肥胖症問題。

　　再回到柏克萊的研究。研究團隊要求那些少女暫停平常使用的化妝品3日，停用的化妝品中含有大量鄰苯二甲酸酯（Phthalates）、對羥基苯甲酸酯（Parabens）、三氯沙（Triclosan）、二苯甲酮（Oxybenzone）等有害化合物。之後再提供她們天然有機的化妝品，使用3日後分析參加者的尿液樣本，發現有害化合物在她們體內的含量減少接近五成，減幅最大的包括對羥基苯甲酸甲酯及對羥基苯甲酸丙酯，含量分別減少44%及45%；而常添加於牙膏及肥皂中的三氯沙，在她們體內含量亦減少36%。

　　試想，短短幾天內的選擇改變，便能測出體內有毒化學物明顯減少，足見謹慎選擇產品的重要性。

## 豐胸美容產品

有一次，跟一位華人美容整形外科醫生談起他的工作，很驚訝發現原來女性接受隆乳手術的人數還真不少。他指的是單純為了讓外表「更好看」，並不是因為疾病（如乳癌創傷乳房重建手術）需求，單是他個人一家診所每年就有上百人。

聽說美國一年大約有 30 多萬婦女接受隆乳手術，我沒有找到亞洲這方面的統計資料，每次在講座上跟大家分享，台下女性聽眾總是把我當作「黃大仙」一樣，不停問很多她們家裡在用的美容產品或品牌是否含有類雌激素。當然我是凡人，天下產品之多，我所知的也只是「有限公司」，於是反問她們誰有使用豐胸產品？全場立刻安靜下來，幾百人都沒人舉手，鴉雀無聲。不過，只要打開電視購物頻道或任何報刊雜誌，都能看到各式各樣豐胸方法和豐胸產品的廣告，加上亞洲女性體型和胸部尺寸普遍較歐洲女性瘦小，求「大」心切，所以我相信這個市場在亞洲必定也相當大。

女性透過使用外塗產品、保健品來增大乳房，一定比開刀做隆乳手術多很多，因為手術始終有一定的風險——還記得之前曾有新聞爆出，因注射的隆乳物料出了問題，給許多婦女帶來終身的痛苦。所以，如果有外用或內服產品能讓乳房增大，對女性來說當然更有吸引力。這也是大多數豐胸產品和服務的主要賣點。但是，真的有什麼成分、食品能安全又有效的讓乳房變得豐滿嗎？

### 美麗的代價

前面第二章談到乳癌部分已說明雌激素是影響乳房發育的重要因素，乳房的大小和體內雌激素含量高低、雌激素受體的敏感性都有關。雌激素能刺激乳腺細胞增大，貯存更多脂肪組織，因此攝取足夠量的雌激素有可能使乳房短時間增大。

其實女性乳房的尺寸變化，在月經前、懷孕前和產後供乳期都非常明顯，筆者做為男性雖然無法感受這種荷爾蒙變化，但從視覺上不難留意到，重點是用這種攝取雌激素的方法豐胸並不安全，乳腺細胞受到刺激後，不一

定只有用戶想達到正面的變化，也有可能出現癌變。服用雌激素不僅提高罹患乳癌風險，還會有其他的副作用（例如體重增加、月經紊亂等）。

## ■ 動物性雌激素 vs 植物性雌激素

動物性雌激素主要由羊、豬、牛的胎盤或胸腺萃取，或者從懷孕雌馬的尿液提煉取得；至於植物性雌激素則提取自某些植物中類似雌激素的化學物質，這類市售產品常標榜自己成分「天然」或「草本植物提取」等，消費者最常聽到的應該就是大豆提取物——大豆異黃酮。而其他含植物雌激素的植物包括：亞麻子、木瓜、茴香、葛根、蜂王乳、紅花苜蓿、馬鞭草等，因此有人認為吃這些「植物製品」來豐胸比一般雌激素安全。

但不管是植物性還是動物性雌激素，只要在人體內能夠發揮刺激乳腺細胞增大的作用，從理論上來說，都同樣有增加乳癌的風險，同樣不能長期使用，尤其是那些家族有乳癌病史的高危險群。

### 常見含高雌激素的美容產品

◀ **沒有雌激素活性的豐胸產品一定沒有功效。** ▶

既然說到高雌激素，當然就要來好好介紹一下胎盤素了。

胎盤素，又稱胎盤萃取物（Placenta Extract），泛指由動物健康胎盤經生物科技提煉萃取而成的物質，中醫藥學稱之為「紫河車」。有關研究胎盤素做為美容精華液的科技始於上世紀的 1930 年代，到了 80、90 年代，西方國家注射胎盤素更成為有錢人抗衰老、改善肌膚素質的時尚玩意兒。現時最大的胎盤素生產國是日本。

近年因出現注射胎盤素後，產生嚴重過敏等副作用的案例，醫學界亦關注到其不明確功效背後的安全問題。再加上利用墮胎出售胎盤的道德性爭議，以及染上狂牛症、愛滋病或肝炎等病毒的風險，很多西方國家（包括英國、美國、加拿大、澳洲和部分歐盟成員）已立法禁止注射和使用人類胎盤素成分作任何藥品。台灣和中國大陸也不許可。

話雖如此，坊間仍有大量各種外用胎盤素面霜和相關產品出售，雖然都是取材動物胎盤，當中標榜高濃／純度的產品亦價值不菲。無論是外塗還是口服，我相信使用含胎盤素濃度較高的產品一定有相當功效，因為胎盤素中所含的各種營養素和活性分子，本來就是肌膚自然保濕、抗炎、淡化色素的因子之一，因此在提高保濕、去角質和美白效果上也應該具有一定功效。

而眾多胎盤素有效成分中，不可不提的是雌激素（Estrogen），包括雌酮（Estrone, E1）、雌二醇（Estradiol, E2）等。它是肌膚的活化劑，能刺激內部膠原蛋白增生，加速真皮層內結締組織的新陳代謝，讓皮膚更加緊實有彈性，達到抗老化的效用。但正因為這些物質可刺激細胞生長，也可能會出現副作用，令細胞過度分裂繁殖，失去自我控制功能，癌細胞變異亦由此演變出來。加上使用者多為中高齡婦女，本身已有較高罹癌風險，受這些物質刺激更容易增加患病機會。

### 胎盤素使用不當易致癌

由於懷孕期間胎盤大量分泌雌激素，胎盤素中自然含高雌激素濃度。年輕女性體內的雌激素分泌最旺盛，因此皮膚顯得特別光滑細膩且充滿彈性。但隨著年齡增長，雌激素分泌逐漸下降，膠原蛋白和水分大量流失，皮膚便容易出現鬆弛、皺紋，此現象在更年期或更年期過後女性身上特別明顯。

媒體不時會報導有關更年期婦女使用含胎盤素產品出事的新聞，這些「進補出禍」的個案，經由婦產科醫生診斷，發現她們的子宮內膜增生變厚，有一些甚至惡化成子宮內膜癌。像是前幾年台灣就有消費者向媒體投訴，說喝了名人代言的胎盤飲品後子宮肌瘤變大。

經調查，這些病例一般都是因病人胡亂購買含過量雌激素的豐胸或胎盤素產品，在服用或使用一段時間之後，體內吸收過多雌激素，而導致子宮內膜增生。遺憾的是，最後大部分都不了了之，商人把錢賺了，但受害者的身體也壞了。醫學研究指出，增生的子宮內膜有四分之一機會演變成癌症，胎盤素中的雌激素明顯增加女性患上心臟病、乳癌及卵巢癌的風險。近年醫學界因此認為，如非更年期病徵特別嚴重者，醫生用藥指引均建議以其他療法

代替服用雌激素。

　　所以看到坊間美容達人和名人極力推薦某某胎盤素與豐胸產品的神奇美容功效，並以大字標題強調含雌激素作噱頭時，先不去想她們是否收了廣告商的錢發業配文，筆者第一個反應是希望她們真的能從科學角度先去了解產品的好與壞，尤其如果她們自己也充當「白老鼠」，更要小心身體，特別是多做生殖系統健康的檢查。總而言之，這一類短期服用沒有明顯功效、長期使用又令人擔心的產品，建議女士們最好還是不要碰。健康可貴，千萬不可胡亂使用含雌激素的美容產品，花錢買物應該是使生活更美麗，而不是可能使妳更糟糕，明智的做法是遠離這些產品吧！

## ▌新實施、小進步！
## 台灣食藥署 2016 年起禁售含雌激素化妝品

　　根據台灣食藥署所發布資料，市售含雌激素化妝品約有幾百件，以用途分為兩大類，保養乳霜類約佔三分之二，另外三分之一為洗髮精及潤髮等相關產品，例如資生堂洗面皂、萌髮 566 系列洗髮精、台鹽彈力精華霜、台鹽洗髮精、杏輝洗髮精、依必朗養髮洗髮精，以及聖卡褆亞晴亮雙效眼霜等知名廠牌明星商品都在含雌激素名單內，詳細產品清單可自行上網查閱。

　　雖然歐盟、東協、加拿大等多國早已禁止列為一級致癌物的雌激素用於化妝品，但台灣當局過去一直容許這些有料產品在市場上出售，直到近年終於與國際接軌，2016 年 2 月公告化妝品中禁止使用雌二醇（Estradiol）、雌酮（Estrone）及乙炔雌二醇（Ethinyl estradiol）等三種雌激素成分，並自當年 5 月 1 日起禁止販賣、供應相關產品。

　　但其實已知且被大量使用含有雌激素活性成分的物質已經上百種，單單禁用三種並不能幫上大忙，只能說總比沒有執行好。希望當局能緊密地參考歐盟其他更多有關於雌激素的標準和管理，積極制定預防和調整標準，以保衛市民大眾的健康。

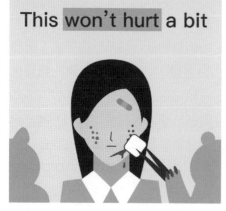

動物實驗很殘忍？

事實上，

最大的生物測試每天在你我身上上演！

　　如果你相信商業廣告告訴你的，在超市、藥房或百貨公司專櫃銷售那些化妝品都被證明過是安全的，請再想想，現代所使用絕大多數化學品根本就沒測試過對人體健康的影響便推出市場，即使是很基本的中長期影響都欠缺。

　　如果你說自己一向素顏，或者大男人不使用化妝品，請再想一想何謂化妝品。在法律定義上，「化妝品」這個詞包括所有你塗上身體不屬於藥品註冊的任何產品。例如染髮、洗髮精和護髮乳、沐浴乳、體香劑、防曬乳，甚至洗手乳都是法規上的化妝品，就像口紅、粉底、指甲油一樣。而最近有項英國調查發現，成年人平均每天使用 9 種化妝品、126 種不同的成分。

　　雖然大量人工合成化學物品藉著化妝品的形式，被直接應用在我們的身體上，但我們大多數人在使用這些產品時，通常沒有思考它們的安全問題。近年來，有科學研究提出關於化妝品中所使用多種成分的安全性，發現到有不少 EDCs 成分累積在我們的身體中，而且有些含量意想不到的高。

## 化妝品能進入身體累積？

　　大多數使用者一定都認為，化妝品只施用於皮膚表面，僅有極少量成分能進入身體，所以無所謂。事實上人們從很多方面接觸到化妝品成分，並不自覺地接收那些化學品，包括吸入噴霧劑和粉末，或經由嘴唇、手和皮膚吸收它們。生物監測研究發現，化妝品的成分（如鄰苯二甲酸酯類 - 塑化劑、尼泊金酯類 - 防腐劑、三氯沙 - 消毒劑，以及合成麝香和防曬成分）都是男人、婦女和兒童的血液及體內常見的外來汙染物，而這些化學物質很多是已知的內分泌干擾物。還有

研究發現，接觸到人工香料和防曬成分的人出現一些健康問題，包括精子損傷、男嬰女性化和嬰兒出生體重偏低等。

## 化妝品中的奈米技術

奈米（nanometer）一詞，源於希臘文的「侏儒（nano）」，其粒子極細，普通顯微鏡難以看見。奈米技術是一門應用科學，目的在於研究分子於極微小的原子和分子規模時，其物理和化學特性與尺寸較大的相同物質極為不同，因而重新設計、組成材料，以獲取特定的應用性。

一奈米（nm）＝千分之一微米（μm）＝一毫米的百萬分之一（mm）＝米（m）的十億分之一，外行人可以將它理解為超級微小的東西（人的一根頭髮大約是八萬奈米直徑）。化妝品通常含有吸收促進劑，使成分更深入地滲透進皮膚，以加強功效。

近年來，「奈米」在化妝護膚產品界超級夯，相信大家都有聽過，甚至可能早上不自覺地用過有奈米成分的產品，因為奈米粒子幾乎已經進入市場上所有個人護理產品，包括止汗劑、肥皂、牙膏、洗髮精、潤髮乳、防曬乳、抗皺霜、保濕霜、粉底、痱子粉、口紅、眼影、指甲油、香水……。

俗語常說「病從口入」，意指吃下不潔或壞掉的東西導致生病。壞東西從口腔到腸胃吸收，一般要花上數小時分子才被分解消化傳送到血液中；但奈米技術的出現完全改寫傳統理論，因為奈米單位比皮膚的毛孔小十萬倍，這意味奈米粒子很可能長驅直入我們的身體，穿過皮下微血管，直接就進入血液中，滲透速度比吃下肚的東西快很多。細心的讀者看到這裡或許就會明白，為什麼新型避孕貼片只是貼在皮膚表面，避孕效果和口服避孕藥一樣高達99%；還有，為什麼奈米級二氧化鈦及氧化鋅會被廣泛用於防曬乳。

## 奈米技術是好是壞？

我懇請大家要特別注意那些吹捧使用奈米粒子、奈米材料和奈米技術的個人護理產品。因為這種新興技術就像基因改造食品，幾乎完全未經過對人類健康影響嚴謹的安全測試，法律也沒有要求做任何測試或標示，這些產品便大量推出

市場。而這也意味著你體內可能會每天接觸或攝取到不少奈米成分的劑量而毫不知情。前段提到的二氧化鈦和氧化鋅奈米分子常用於防曬乳，但已有科學研究表明使用它們會令體內產生有害的自由基，導致 DNA 損傷並引發細胞毒性。尤其是當暴露在紫外線下，產品中使用奈米粒子可能造成皮膚嚴重損傷，而不是為我們提供防曬保護。

## 現行與化妝品相關的奈米技術法規和管理

全球最嚴謹的歐盟化妝品法規亦只在 2013 年年底開始要求，凡是要銷售含有奈米物質的化妝品，廠商須於上市前 6 個月向執委會通報，並將所有以奈米形式出現的成分清楚標示於產品標籤上。某些特定的奈米物質，例如可做為紫外線散亂劑的防曬成分，更需要獲得執委會允許，才能在歐洲市場上銷售。目前為止，歐盟執委會只批准了一種可做為紫外線散亂劑的二氧化鈦（Titanium dioxide）；但在亞洲，日本、印度、台灣、南韓、泰國和香港都沒有規劃具體的奈米技術監管措施，只是在等待和準備參考歐洲和美國的法規，做為自身發展的立法基準。在制度層面，他們都積極地開展了一些研究項目，比如台灣環保署從 2003 年至今已研究超過 10 年了，但還是停留在項目規劃的層面，換句話說，商業和科技的應用發展走得比法規管理快了許多，想保護自己和家人，避開奈米微粒及奈米物質對人體健康及環境造成潛在衝擊，只能自求多福。

## 其他一般化妝品法規和檢測

化妝品在美國的監管相當寬鬆，雖然是由權威的美國食品藥品監督管理局（FDA）監管，但相比食品和藥品，除了被禁止或嚴格限制的 9 種化學品和色素添加劑是相對嚴格監管外，化妝品很少接受政府審查。這意味著幾乎什麼成分都可以放進化妝品，而沒有安全測試和在產品包裝紙列出的必要，無論是向公眾出售成品或化妝品成分，都不需要審查或通過美國 FDA 認證。FDA 也沒有法定權力要求企業在化妝產品上市前做任何的安全性測試，消費者只能信任製造商自己進行的安全評估，這些事實你們知道嗎？

根據美國著名環保組織 EWG 網站 Skin Deep 的報告，大部分市售化妝品、

玩具、服裝、地毯或建築材料中使用的化學品，都沒有任何完善的安全測試或美國聯邦法律批准的要求，理由十分簡單，因為化學公司需要就每個新產品，像藥物一樣投入巨大費用和時間，而那些公司寧願利用政治壓力和花錢在市場推銷，有預謀地精心策劃，避免其產品需要被監督和測試。這在很大程度上解釋了為什麼不安全的產品（如有毒的噴霧定型液、染髮劑、奶嘴，驅蟲劑，膠水和兒童玩具）常在市場上流通多年後才被發現。

化妝品規管在歐洲較為嚴格，開始生效於 2013 年 7 月一項新的法律（EC No1223/2009），要求製造商提供最少 10 項產品安全資訊，以及 4 項實驗評估相關報告，當中的毒性安全要求，明確禁止使用已知、可疑或可能誘變致癌與生殖毒性的物質於歐盟生產及銷售的任何化妝品。據我了解，現在有很多發展中國家的代工廠商都因不符合新歐盟規則，被迫轉到要求較低的內需市場和其他國家銷售。

右圖顯示在美國的高產量化學品是否有針對不同的健康影響進行測試的百分比，可悲的是大部分都未經過測試，而許多化妝品（如閃閃發光的眼影、止汗劑、指甲油等）都含有被稱為生殖毒物種類的塑化劑，由於暫時沒有針對人類的長期毒性數據可做為是否安全的參考，竟然用幾十年前香煙公司對

**未進行多項指標測試的百分比**

大家堅稱尼古丁是「安全」的那套論調來說服消費者，不好笑嗎!?

## 產品標籤（成分標示）

大家或許認為化妝品包裝上的標籤能提供少許安全保障的資訊，但現行標籤設計重點只在提醒使用者避免不當使用產品，最常出現的警語如「此產品含有易燃成分，使用時請勿吸煙或遠離火種」等。當然這些標籤亦包含主要成分列表，一般行業做法是按成分的含量比重依先後次序列出，含量越高的通常列在越前面，細心的消費者會發現日用品中「水」的成分通常佔很大比重，所以常被列於成分表較前面的位置。

先不討論並非所有國家／地區規例都要求列出化妝品與日用品成分（如香港和美國就沒有相關法規要求），即使是有要求列出，製造商也可以多種方式從列表中隱藏任何特定成分：只要把它們列為「香料」或「調味料」（世上有上千萬種化學香料，具有內分泌干擾功能的塑化劑，就是使用非常廣泛的一大類），或者聲稱它們是一個不能公開的商業秘密。

再加上廠商會列出許多很複雜的名稱，如 Octyl Methoxycinnamate（甲氧基肉桂酸辛酯）或 4-Methylbenzylidene Camphor（4-甲基亞苄基樟腦），看起來像外星文、一般人永遠不會發音的成分，原來那都是目前市場上用最多的化學性紫外線吸收劑，它們在歐洲都被列在第一類危險名單 17 種內分泌干擾物之中。甚至是有些大家耳熟能詳的成分，也被商人故弄玄虛變成較長的化學名稱，如 25-hydroxycholecalciferol（其實只是維生素 D 化合物）和 2,6,6-trimethyl-1-cyclohexen-1-yl（維生素 A），這些落落長的名稱不要說是一般老百姓，就算是化學專業人員也未必一眼看得懂，消費者在購物時又能做哪些判斷呢!?

## 「有機」在食品和美容保養品截然不同的行規

在 2012 年有機個人護理產品全球市場價值已超過 70 億美元，請大家注意那些聲稱「天然」或「有機」的化妝品，不像適用於食品行業相對清晰的「有機」概念，因為化工產業並沒有為「有機」作任何正式的定義，且商人經常以誤導的方式使用，標示「有機」、「天然」的產品也可能含石油化工成分，那些通過所謂「有機認證」的產品或許只含重量或體積 10% 的有機成分。以不少台灣人都愛用的無患子、何首烏和生薑洗髮精為例，搜尋了一下，看到市面有很多無患子洗沐產品，包裝以大字標題強調：歐盟有機認證 - 無患子橄欖精萃 XXX 洗髮精。仔細一看，這個「有機」指的是「有機橄欖油」！上面未標明含量百分比，當然「有機」也跟無患子一點關係都沒有。所以在相關消費法規管理未完成之前，所謂有機美容保養品中標榜天然來源的或許只是部分原料，可能仍然包含人工合成的成分。在沒有更多的訊息和說明下，這些所謂「有機」的術語並不能幫助大家去評斷化妝品的安全好壞。

## 消費者能做些什麼？

在世界任何地方雖然還沒有標籤法可以監控奈米技術在各類型消費品的存在，但請盡可能避免使用廣告宣傳標榜奈米技術或奈米成分的個人護理產品。還有一件事你可以做：**聯繫化妝品公司客服部門，詢問他們是否在你常用的產品中使用奈米技術。如果是的話，讓他們知道你不會再購買該公司產品，或只選擇其他沒有使用的競爭品牌，直到他們除去奈米成分。**

儘管有很多護膚產品和化妝品已成為大家日常必需，但是如果可以，還是建議避免使用任何不必要的化學品（特別是那些大量和長期使用於我們身體上的）。不購買或不使用化妝品不會是大多數人的完整解決方案，所以我們做為使用者，剩下的選擇就是多做功課去挑選更安全的產品，以及支持更多推進監管和企業責任的品牌。

## 購買前做功課

大家可以閱讀產品標籤上的成分標示，留意是否含書中所列那些已知的危險成分，但是請記住，鄰苯二甲酸酯（塑化劑）是很少被明確標示的。而不同出版品中的建議或許不盡相同，你也可以參考外國非政府機構的建議指南，筆者認為以下幾個來源是相對可靠的：

➙ 小魚親測平台 https://www.fishqc.com/tra/

➙ 世界綠色組織產品「正面清單」http://wgo.org.hk/whitelist/en/

➙ 至 http：//www.thinkdirtyapp.com/ 下載使用「THINK DIRTY」

➙ 至 http：//www.ewg.org/skindeep/ 線上檢索超過 74,000 種化妝品和個人護理產品

此外，美國 The Green Guide（http://www.thegreenguide.com/）推薦的部分品牌如 Aveda、Real Purity、LOGONA（諾格那）和 Sante Cosmetics 等，即使有些品牌沒有亞洲代理商，大部分產品都可以透過網上平台訂購。

◆ ◆ ◆

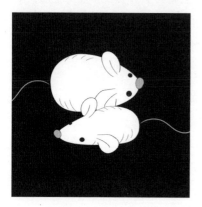

**生活中的化學物質
是如何與肥胖和糖尿病有聯繫？**

　　現代世界健康難題之一，就是為什麼我們人類的體重不斷地增長，北美的人口 50％以上有超重或肥胖問題，而且這個數字預計會再往上攀升；亞洲人的肥胖問題也越來越嚴重。一般情況下，專業人士會說你一定是吃太多或缺乏運動，甚至是家族遺傳的結果。

　　上面這兩隻可愛的白老鼠也許提供了一個新線索。

## EDCs 觸發小白鼠的胖細胞

　　新的科學研究發現，暴露在塑膠材料、化妝品和工業中的化學物質，如雙酚 A、殺蟲劑和除草劑，可能會在胎兒發育過程中改變我們身體脂肪細胞的生理機能。也就是說，使我們更容易發胖，未來也容易發展成糖尿病。

　　兩隻白老鼠擁有相同的基因，在同一個實驗室長大，並給予同樣的食物和運動機會。然而，長大後下方白老鼠是苗條的，上方那隻則肥得像大肉團。唯一的區別是，上方白老鼠出生時接觸了僅僅十億分之一（1ppb）的內分泌干擾化學物質。在短暫的接觸中，化學物導致正常小鼠身體觸發更多脂肪組織生長，儘管之後沒有再接觸化學物，在熱量攝取和消耗亦無顯著差異下，額外的脂肪細胞仍繼續使小鼠肥胖。科學家進而認為，一些令人震驚的統計數字，例如超重嬰兒在美國的數量於短短 20 年內上升了 74％，跟接觸環境荷爾蒙（EDCs）是有直接關聯性的。

## 最新肥胖科學討論焦點──環境荷爾蒙

　　許多肥胖率增加背後的因素，比如飲食、運動和生活方式，早已是眾所皆

知。但有關「環境荷爾蒙」這個新因素，知道且了解它的人卻很有限。我們每天經由塑膠製品、食品包裝、美容保養品，以及可能殘留農藥的農產品，所接觸到的化學物質，已成為最新肥胖科學討論焦點，越來越多的研究發現，日常生活的化學物質會引起肥胖。

科學家們企圖利用小鼠和大鼠的動物研究，設計最可能且安全的實驗在人類身上檢驗這個理論。美國加州大學細胞生物學教授布魯斯‧布倫葛（Bruce Blumberg）也是研究 EDCs 如何觸發增加動物體內脂肪的研究人員之一，他認為動物出生前曾暴露於這些化學物質中，其代謝機制會被重新編制，即使未來生活中從未再次接觸，他們也同樣會發胖。布倫葛教授甚至創造了一個新詞「Obesogens——環境肥胖因子」來形容促進體重增加的化學品。

## 環境肥胖因子可能讓你先天胖

現有主流研究肥胖，都是連接到食物攝取和能量輸出之間的不平衡。但環境肥胖因子的相關研究表明，環境荷爾蒙可能會在我們身體中產生更多的脂肪細胞，並允許現有的脂肪細胞再額外吸收且變得更大。布倫葛教授尤其關注出生前暴露（Prenatal Exposure），環境肥胖因子可能會導致一個在媽媽體內發育中的胎兒，先天產生更多脂肪細胞，最終發育成一個終身傾向積累脂肪和相對容易肥胖的身體。

## 化學「肥」料是全球性議題

在美國，政府一系列針對肥胖的政策在過去兩年都承認，需要做更多環境肥胖因子和過度暴露於環境化學品的研究。生態學家早在 2006 年首次談及有關於「Obesogens」這一概念；2013 年相關話題繼續被歐美醫學界廣泛討論及覆蓋；由加拿大廣播公司（Canadian Broadcasting Corporation, CBC）製作的一部獲獎紀錄片「Programmed to be Fat？」更成為全球英語世界的主流話題。片中指出現代人正活在環境肥胖因子和吃垃圾食品（許多快餐和小吃）雙重影響風險下，有不少肥胖人士儘管減少脂肪攝取，但仍然沒辦法改善肥胖問題。

# 紀錄片《Programmed to be Fat ?》帶出的問題討論

**問：懷孕期間母親接觸環境荷爾蒙會如何影響孩子將來肥胖的機會？**

從本質上來說，這些干擾內分泌的化學物質會模仿天然激素，進入母體後，通過胎盤進到胎兒體內影響代謝系統。孩子是胖或瘦，取決於荷爾蒙受體告訴身體生產多少脂肪細胞，而動物實驗肯定了這些看起來像激素的環境荷爾蒙可以直接影響激素受體。

**問：假若嬰兒出生後才暴露於環境化學品，是否同樣會增加發胖的傾向？**

這些環境荷爾蒙能影響激素受體和內分泌系統的正常工作，一直到青春期結束。它們可以改變脂肪細胞在體內的數目，以及身體每個脂肪細胞的脂肪儲存量。

**問：那些研究人員設計的老鼠實驗能夠重複且結果一致嗎？**

研究人員給懷孕小鼠接觸微量（1-2ppb）內分泌干擾素（雙酚A），結果一次又一次發現牠們的後代會比對照組小鼠肥胖。

**問：這些科學理論已經完全確立了嗎？**

仍然沒有！

但是加拿大麥克馬斯特大學（McMaster University）的研究人員埃利森・荷路威（Alison Holloway）認為「這些化學物質能夠導致肥胖的說法」已經通過動物試驗並且顯得非常合理。然而，重點在於發現某些化學物質擁有內分泌干擾特性，如果我們不是非要那些化學東西不可，我們就應該嘗試避免去接觸。

**問：為什麼化工產業不贊同紀錄片中提及的研究結果？**

這似乎永遠是一個鴻溝。由商業公司支持的研究，和由獨立學術研

究人員完成的結果，在各個科學研究主題都一直存在各自闡述的現象，而這個情形在香煙和牛奶研究領域更糟。

**問：極度微小劑量的環境荷爾蒙怎麼可能會有這麼大的影響？**

這是我們動物基因的作用機制。激素受體只要接收非常小的響應信號，便能夠執行身體各個複雜的工作。但更重要的考慮是，什麼時段與對象暴露於這些環境荷爾蒙。有一些群組相較於其他族群更容易因接觸 EDCs 而受到長遠的負面影響，特別是有關生殖系統發育。其中最受影響的族群包括胎兒、初生嬰兒，還有青春期少年。

**問：這是否意味著無論怎麼努力管理飲食和運動，你都不能減肥？**

肯定不能用這個藉口！環境荷爾蒙只是肥胖眾多已知原因之一，它們可能會加劇暴飲暴食和不運動的雙重影響。

**問：環境荷爾蒙在整個肥胖難題的實際作用能具體量化嗎？**

目前沒有研究人員能夠回答這個問題，但是大型不同族群人體研究已經在進行。像是加拿大政府有一項環境化學對母嬰影響研究（The Maternal Infant Research on Environmental Chemicals, MIREC），監察對象是 2000 名孕婦和出生的小嬰兒。這項研究是透過血液、尿液、臍帶和母乳樣本尋找其中的化學物質，而且不僅只是研究肥胖，研究人員也希望在孩子出生以後，持續追蹤數年時間，使他們可以看到孩子身體的脂肪比率和化學品到底有什麼關係。

**問：孕婦擔心的事情真的很多，她們要怎麼做才能保護自己和嬰兒呢？**

其實很容易，比如盡量不去碰那些可能含雙酚 A 的感熱紙發票或單據；盡可能少吃罐頭食品和加工食品，微波食物時不要用塑膠容器裝盛，避免使用塑膠水瓶等。

　　近幾年食安事件連環爆，從塑化劑、毒澱粉、棉籽油，再到餿水油、毒雞蛋等事件，嚴重打擊消費者的信心。「到底還有什麼東西能吃？」這問題問得真的很無奈，畢竟民以食為天，誰都想吃得安心，不是嗎？

　　在前面專題討論中有提到一個重點，你是否注意到了？「發現某些化學物質擁有內分泌干擾特性，如果我們不是非要那些化學東西不可，我們就應該嘗試避免去接觸。」其中，口香糖就是一例。

## BHA 和 BHT ——口香糖中常見的內分泌干擾物

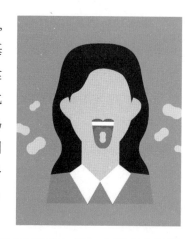

　　丁基羥基茴香醚（Butylated hydroxyanisole, BHA），食品添加物代碼 E320；2,6- 二叔丁基對甲酚（Butylated hydroxytoluene, BHT），食品添加代碼 E321，都是十分常見的抗氧化劑或防腐劑。雖然 BHA 和 BHT 被歐盟評為雌激素干擾素，甚至被世界衛生組織和美國環保署標記為潛在致癌物，可悲的是在很多國家它們仍然被允許使用於某些常見的食物，如湯、調味醬汁、肉類製品、油和口香糖，甚至在飼料、食品包裝、化妝品、橡膠製品和石油產品中都有它們出沒的蹤影。

　　肝臟是人體主要的排毒器官，幫助我們的身體代謝或排出有毒物質，BHT 和 BHA 這些人造化學物不容易被肝臟分解，還會累積儲存在體內，與其他 EDCs 產生「混合雞尾酒效應」，會慢慢地損害我們的健康細胞，使器官組織退化，導致與生活飲食相關的疾病。

　　所以，想要安心吃，最終還是要自己先動起來！立即檢查一下廚房、冰箱、藥品櫃，還有浴室和化妝枱的抽屜，裡面有多少產品成分標示包含這些「防腐劑」，並且告知你們的家人和朋友考慮不要再次購買！

下表所列為香港市面上銷售的口香糖品牌，部分以淺藍色底標示者為含有 BHA 或 BHT 相關產品：

| 公司 | 類別 | 品牌 | 口味 | E320 | E321 |
|---|---|---|---|---|---|
| 5 citrus | 口香糖 | | 藍莓(Blueberry) | | v |
| 5 citrus | 口香糖 | | 薄荷(Peppermint) | | v |
| Impact | 糖 | Flavoured Mints | 強勁薄荷(Peppermint) | | |
| Impact | 糖 | Flavoured Mints | 清香薄荷(Spearmint) | | |
| Impact | 糖 | Sugar Free Mint | 黑加侖子(Blackcurrant) | | |
| Impact | 糖 | Sugar Free Mint | 純薄荷(Fresh) | | |
| Impact | 糖 | Sugar Free Mint | 水蜜桃薄荷(Peach Mint) | | |
| Ricola利口樂 | 糖 | Candy Drum | 檸檬香草(Lemon Mint) | | |
| Ricola利口樂 | 糖 | Candy Drum | 原味香草(Swiss Herb) | | |
| Rio | 糖 | | 紅葡萄(Burgundy Grape) | | |
| Rio | 糖 | | 皓潔冰爽(Frosty) | | |
| Rio | 糖 | | 香濃哈蜜瓜(Honey Melon) | | |
| TicTac爽口糖 | 糖 | | 薄荷(Freshmint) | | |
| TicTac爽口糖 | 糖 | | 清香芒果(Mango) | | |
| TicTac爽口糖 | 糖 | | 橙色(Orange) | | |
| Wrigley箭牌 | 糖 | 易極Eclipse Mint | 青蘋果(Apple) | | |
| Wrigley箭牌 | 糖 | 易極Eclipse Mint | 黑加侖子(Blackcurrant) | | |
| Wrigley箭牌 | 糖 | 易極Eclipse Mint | 超強薄荷味(Intense) | | v |
| Wrigley箭牌 | 糖 | 易極Eclipse Mint | 冰極檸檬(Lemon Ice) | | |
| Wrigley箭牌 | 糖 | 易極Eclipse Mint | 青檸薄荷(Limemint) | | |
| Wrigley箭牌 | 糖 | 易極Eclipse Mint | 香橙薄荷(Orange) | | |

| 公司 | 類別 | 品牌 | 口味 | E320 | E321 |
|------|------|------|------|------|------|
| Wrigley箭牌 | 糖 | 易極Eclipse Mint | 薄荷(Peppermint) | | |
| Wrigley箭牌 | 糖 | 易極Eclipse Mint | 清香薄荷(Spearmint) | | |
| Wrigley箭牌 | 糖 | 易極Eclipse Mint | 冰涼薄荷 (Winterfrost) | | |
| Wrigley箭牌 | 糖 | 益達Extra Professional | 西瓜(Watermelon) | | |
| Wrigley箭牌 | 糖 | 益達Extra Professional | 薄荷(Peppermint) | | |
| Wrigley箭牌 | 糖 | 益達Extra Professional | 熱帶水果(tropical Fruit) | | |
| Wrigley箭牌 | 糖 | 益達Extra Professional | 清香薄荷(Spearmint) | | |
| Wrigley箭牌 | 糖 | 益達Extra Professional | 野莓(Forest Berries) | | |
| Wrigley箭牌 | 口香糖 | 爽浪Airwaves | 黑加侖子 (Blackcurrant) | | V |
| Wrigley箭牌 | 口香糖 | 爽浪Airwaves | 激爽冰柚味(Citrus Blast) | | V |
| Wrigley箭牌 | 口香糖 | 爽浪Airwaves | 檸蜜味(Honey & Lemon) | | V |
| Wrigley箭牌 | 口香糖 | 爽浪Airwaves | 冰提子(Ice Grape) | V | V |
| Wrigley箭牌 | 口香糖 | 爽浪Airwaves | 冰爽浪(Ice) | | V |
| Wrigley箭牌 | 口香糖 | 爽浪Airwaves | 超涼薄荷(Menthol & Eucalyptus | | V |
| Wrigley箭牌 | 口香糖 | 爽浪Airwaves | 熱情果味(Passionate Fruit) | | V |
| Wrigley箭牌 | 口香糖 | 爽浪Super | 野莓味(Berry Flavor Sugar Free) | V | V |
| Wrigley箭牌 | 口香糖 | 爽浪Super | 超涼薄荷(Menthol & Eucalyptus Sugar Free ) | V | V |
| Wrigley箭牌 | 口香糖 | 綠箭Doublemint | 薄荷 (Peppermint) | | V |
| Wrigley箭牌 | 口香糖 | 益達草本精華Extra Herbal Xylitol Sugar Free | 金銀花/菊花/羅漢果 (Honeysuckle Flower &Chrysanthemum & Lo Han Kuo ) | | V |

| 公司 | 類別 | 品牌 | 口味 | E320 | E321 |
|------|------|------|------|------|------|
| Wrigley箭牌 | 口香糖 | 益達Extra Professional | 檸檬薄荷(Clean Lemon Mint Flavor) | | v |
| Wrigley箭牌 | 口香糖 | 益達Extra Professional | 蘋果青檸(Clean Apple Lime) | | v |
| Wrigley箭牌 | 口香糖 | 益達Extra Professional | 清香薄荷(Clean Spearmint) | v | |
| Wrigley箭牌 | 口香糖 | 益達Extra Professional | 強勁薄荷(Clean Peppermint) | v | |
| Wrigley箭牌 | 口香糖 | 益達Extra Professional | 含鈣(Plus Calcium Sweetmint Sugarfree) | | |
| Wrigley箭牌 | 口香糖 | 益達WHITE Extra White | 冰極薄荷(Cool Mint) | | v |
| Wrigley箭牌 | 口香糖 | 益達WHITE Extra White | 檸檬香梨(Lemonlime) | | v |
| Wrigley箭牌 | 口香糖 | 益達WHITE Extra White | 薄荷(Peppermint) | | v |
| Wrigley箭牌 | 口香糖 | 曬駱駝Xylitol sugarfree | 藍莓(Blueberry) | | v |
| Wrigley箭牌 | 口香糖 | 曬駱駝Xylitol Sugarfree | 柚子芒果(Grapefruit Mango) | | v |
| Wrigley箭牌 | 口香糖 | 曬駱駝Xylitol Sugarfree | 蜜瓜(Melon Flavour) | | v |
| Wrigley箭牌 | 口香糖 | 曬駱駝Xylitol Sugarfree | 蜜桃(Peach Mint) | | v |
| Wrigley箭牌 | 口香糖 | 曬駱駝Xylitol Sugarfree | 柚子(Pomelo) | | v |
| Wrigley箭牌 | 口香糖 | 曬駱駝Xylitol Sugarfree | 草莓(Strawberry) | | v |
| Wrigley箭牌 | 口香糖 | 曬駱駝Xylitol Sugarfree | 清甜薄荷(Sweetmint) | | v |

從上述列表的調查結果，發現有五成左右不同品牌不同包裝的口香糖成分含有 BHA 和 BHT，主要來自箭牌。但是另外一半類似產品卻沒有這些化學添加，只要稍微對照一下，消費者就應該知道如何選擇。

但我們也不禁要問：真的有必要添加這些化學物質在消費品嗎？肯定沒有，並且已經有相對安全和成本相近的替代品能夠使用，在這種情況下，消費者應要求業者為他們加快改善行動。

**我們真的需要喝牛奶嗎？**

喝不喝牛奶看個人選擇，但確定的是，牛奶一定有性激素。

天然牛奶中含有微量內源性的性激素（如雌激素及黃體酮），由於很多性激素都是脂溶性的，所以脫脂牛奶的激素含量會比全脂的少一些。哺乳類動物為了維持正常的新陳代謝和生理功能，

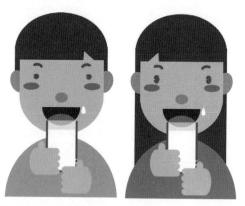

都需要有這種天然微量的內源性性激素，而動物體內的激素濃度受到品種、年齡、生理變化，包括飼料以及氣候、季節等影響不斷地變化，但通過喝牛奶攝取這些天然微量的性激素，一般來說不會對人體的健康產生危害。

## ■ 人為科技生產的高激素牛奶

### 牛奶雌激素含量安全嗎？

在此先不討論現代乳牛都是經基因工程改造成專為生產乳汁（即牛奶）的產物，我相信奶牛養殖業者都會為追求更高的產奶量，獲取更高的利潤，想盡辦法改變千百年傳統的乳牛養殖方法。

有的為增加牛奶產量，用含動物蛋白的高蛋白飼料（狂牛症起源）取代牧草飼養，這些高蛋白飼料增加了乳牛體內的雌激素含量，並有可能因此增加牛奶中雌激素含量。有的不斷為乳牛進行人工受精，令其整個懷孕期間持續分泌乳汁，特別是妊娠後期，雌激素濃度顯著提高（牛奶中的雌激素當然也隨之增加），仍然取高激素奶製作成商品出售。

更普遍的做法是為乳牛直接注射激素催奶劑，人工誘導乳牛泌乳，這些由實驗室製造、與天然性激素功能相若的化學物，又稱外源性性激素（同是EDCs），對公眾潛在健康影響最大，雖然部分外源性激素已知可令人類致

癌，但由於其數量及種類極多，科學界所知有限。這類性激素通常用於動物或人體內做醫學或其他用途，例如外源性性激素有時會用來刺激排卵，有助懷孕。原則上，良好的飼養規範應確保乳牛在接受注射外源性激素後，短期內所產的牛奶不會用於商業用途，但依賴商人自律可靠嗎？金錢的利誘加上不當地利用先進科技，改變並破壞了老祖宗傳下來的天然好東西。

## ▋ 檢測牛奶中激素的迷思

奉行自然醫學療法的讀者對「牛奶是給牛喝的」法則沒有異議，一般而言都會呼籲家人朋友為健康著想——勿喝牛奶及其乳製品。其他有關牛奶負面的研究報告也在全球醫學期刊陸續發表，當中以哈佛大學公共衛生學院的研究較為大眾所熟悉，其大力建議家長們給他們的小孩改喝有機豆奶及豆製品（能給嬰兒餵養母乳當然最好）；而前幾年法國科學線記者蒂埃里‧蘇卡（Thierry Souccar）撰寫《牛奶，謊言與內幕》（Lait, Mensonges et Propagande）一書出版後更震撼整個乳品工業。

以上這些目的都是提醒大家預防自己和孩子長大後因喝牛奶而引致過敏、骨質疏鬆、癌症、心血管疾病、腸胃疾病等眾多文明病。筆者無意再去引述那些科學研究報告和書本內容，有興趣的讀者請自行閱覽有關資訊，在此謹希望先教導讀者對於檢測牛奶中激素（亦通用於所有其他食用品）一個非常重要的迷思——傳統化學檢測（Testing 1.0 技術）的局限性。

## ▋ 傳統化學檢測（Testing 1.0 技術）的局限性

氣相層析質譜儀（簡稱 GC-MS）和液相層析質譜儀（簡稱 LC-MS）是當代常用於食品和藥品化學檢測的儀器，對已知物質的檢測結果非常精準可靠，但當它們碰到那些「創意無限」的奸商，對上食物用品中各種「莫名其妙」的添加物（一些無從稽考的化學物質），再精準的儀器頓時也發揮不出作用。

說到這裡，我常用以下故事作簡單比喻，希望讀者明白箇中道理：

我和情敵 A 先生同時追求一名女子。有一次，A 先生知道我首次成功約到女子共進燭光晚餐，特意送我一瓶水，聲稱喝了後能馬上變得更英俊瀟灑。我半信半疑，害怕他不懷好意，就把水拿到第三方化學實驗室做化驗，

讓他們分析一下裡面有什麼有害物質。實驗室的職員問我要測試什麼項目？我跟一般市民大眾一樣回答說：「測水有沒有毒。」職員看似為難地問我打算花多少錢做檢測？由於我並沒有太多預算，而測試表格上的收費是按每種化學物質項目分開計算，最終在職員的建議下，我的預算只夠測試最常聽到的三個標準重金屬。過了幾天，化驗報告精準定量地列出「所有」檢測項目都正常，合乎安全標準。我很高興，回家後喝掉了剩下的那瓶水，結果我肚子痛了三天三夜，燭光晚餐也去不了。

聰明的讀者或許已經明白為什麼我會肚子痛，那肯定不是我花錢檢測的三個重金屬殘留所致，而是我沒有檢測的其他不明物質。我沒測其他物質的道理很簡單，就是因為每次花大量人力、物力對每個樣本進行一百幾十個化學物質項目的化學分析，從經濟學角度並不可行。

## 小科普　定性 vs 定量

隨著科學的發展，很多人認為科學是無所不能的，尤其透過「化學分析法」可以「輕而易舉」知道幾乎所有物品中的化學成分，但事實上並非如此。通常說的化學分析其實可分成兩種：

監測型（定量）：檢測前明確知道需要分析的物質是什麼並進行精確定量。

研究型（定性）：檢測的目的是嘗試找到起作用（肚子痛）的物質是什麼。

具體一點地說，監測型化學分析的思路是按照所謂行業或政府部門所訂立的標準，只會根據標準要求的化學物質做分析；研究型化學分析則是透過各種方法希望找到可能的目標物質，這種「大海撈針」的科學研究自然要比「有目標」的監測分析要難很多。

◆ ◆ ◆

根據故事情節，我當然想知道那瓶水裡面導致我肚子痛的有害物質是什麼。注意，過去幾年所發生的食品安全問題，那些後來才被發現有害的物質不一定都在標準檢測目錄上。這就意味著化學家需要把已知的成千上萬種有潛在毒性的化學物質都檢測一遍（先定性），才有機會找出害我肚子痛的元

兒作定量。最理想是根據一些其他已知證據縮小研究範圍（目前已知毒性明確的化學物質最少有 6,000 種），例如針對有文獻記載在動物或人類體內會導致肚子痛的化學物質進行篩選，這還不包括屬於生物測試的細菌種類。

套用我的笑話，如果有證據表明水中的有害物質只是重金屬（已定性），那我只需要把其他常見的若干種重金屬檢測一遍，基本上就可以很經濟地找出肚子痛的源頭並知道其含量。但現實生活中一般的實驗室只做相對簡單得多的已知物質監測型定量化學分析，對於任何未知、非法規列管要求的物質未有把關，而 EDCs 就是最嚴重的漏洞。

接下來我想帶大家回顧兩件更熱門的新聞話題，藉以導出傳統化學檢測技術的盲點——

【新聞回顧 1】繼三聚氰胺奶粉事件的「大頭嬰兒」和「結石寶寶」之後，2010 年 8 月中國大陸多個城市傳出有女嬰出現性早熟徵狀，坊間媒體報導指稱某嬰幼兒奶粉含過量雌激素或許是元兇。雖然沒有實質證據支持這些報導及傳聞，中國衛生部最終亦聲明該奶粉與女嬰性早熟並無關聯，但它卻引起社會各界對牛奶內雌激素含量的關注和討論，並凸顯出以下幾點：

一、雖然國際當局（包括中國大陸）一般會嚴格管制甚至禁止食物中出現這些外源性激素，但在大陸由於激素屬於藥物，理論上奶粉裡「一點含量都不能有」，因此乳製品的檢測標準並不涉及激素（未檢已假設沒有），造成監管上的灰色地帶。

二、天然內源性雌激素雖然不多，但人工合成的外源雌激素化合物有成千上萬種，即使針對性早熟事件由國家單位做檢測，發表的結果也只提及檢測的兩種外源雌激素（己烯雌酚和醋酸甲孕酮）、兩種內源性雌激素（17β-雌二醇和雌酮）和兩種孕激素（孕酮和 17α-羥孕酮）都在安全範圍，並下結論說某牛奶與性早熟無關。為什麼沒有檢測其他上萬種的人造性激素呢？它們不是都有性激素活性嗎？這絕對是無視於研究型科學的求真精神。

三、從事件分析，女嬰因攝入不明外源雌激素而出現性早熟徵狀是不爭的事實，筆者暗想如果自己是無良奶農，長期大量使用雌激素增加乳牛奶量，市面上有上萬種具雌激素功能的人工合成化合物可選擇，我會愚蠢到拿

政府部門名單中會檢測的去用嗎？當然不會吧！商業運作和科研進步一定比政府法規更新和修訂都來得快。

四、當時中國疾病預防控制中心和食品安全檢驗的專家人員都坦言，要把牛奶中的激素納入日常化學檢測範圍是複雜且需要非常高成本的，隨著檢測技術的發展，可能有很多過去未知的東西會不斷地被發現，所以政府今後也會有一定的投入做這方面研究。然而事件淡去，檢測法盲點直到現在都未見改善，EDCs在食品中對大眾的潛在毒害並沒有被解除。

【新聞回顧2】2013年11月底（筆者當時正在台北），台灣《商業周刊》以「牛奶駭人」為封面標題，根據大學教授所做的研究，指當地市佔率超過六成的知名品牌鮮乳竟被驗出含違法動物用藥殘留（不少都屬於EDCs），包括抗生素、塑化劑、避孕藥、雌激素、鎮定劑與抗憂鬱用藥等，事件震驚全台，也同時嚴重影響酪農與乳品業者的聲譽和產品銷路；隨後數天更出現官方與周刊檢測結果南轅北轍，雙方學者各說各話的混亂情況。筆者雖然認同當局指出周刊所提供的實驗過程和報告資料不盡完備，因而減低其可信程度，但當中內容夾雜了很多科學難明的專業詞彙和概念，令一般市民大眾更難理解和判斷誰是誰非，並再一次突出傳統化學檢測技術的盲點：

一、請注意雙方都強調使用極高精準的化學分析儀器（GC/LC-MS）。結果周刊發現牛奶樣本含有一大堆包括抗生素、抗憂鬱、止痛劑、人工雌激素與避孕藥的代謝物，目的都是要凸顯喝了這些「加料奶」會對飲用者（特別是對小孩）有害，這或許是大眾比較能理解和接收的訊息；而政府的立論是所驗出代謝物無法直接推論源頭是何種物質，當局是按國家標準（監測型）去檢測一些他們原來關注的藥物（非代謝物），即使牛奶真的含有周刊所列出的代謝物，也不代表亦不確定喝了有害。最終討論代謝物在牛奶中是有害還是無害都已經超出化學分析的領域。

二、要判斷任何一種物質到底有效（正面）或是有毒（負面），其中一個非常重要的指標是它在生物體內的活性作用，並非單純用化學方法去量化所知有限的物質，特別在多於一種或新化學物的混合物中，儀器是不會也不

能告訴我們肚子疼還是頭暈。例如有習慣吃保健品的朋友會選購「生物活性成分」較高的產品，而服用避孕藥的女性當然也不希望所用的產品活性成分不足而「弄出人命」，生物活性是生物學的整體作用概念，生物學家透過假設實驗，觀察因果關係去探究和反推每項生物體內奧妙的作用和理論。

三、隨著生物科技的進步和保護動物原則的風行，現在已經有很多成熟和國際認可的生物測試替代方法（Alternative methods）先去為潛在有毒物質定性，再定所謂「當量」（Equivalent）。以「牛奶駭人」報導中一個被檢出所謂有害物質的人工雌激素為例，本書一再說明已知有雌激素活性的物質有成千上萬種，再加上不斷有新的化學物質推出市場應用和混合效應，如果我們真的想以傳統化學檢測去說明牛奶中沒有人工雌激素，根本不適用亦不可能。相反地，使用生物檢測技術量度在牛奶產品中激素活性和其當量[18]，倘若結果顯示有非常高的雌激素活性，雖然不知道是什麼雌激素或其他物質導致，還需要研究型化學分析之後去找出具體物質，但這說明了樣本有太高雌激素活性是有問題的，已初步有效且清楚地了解那些樣本的潛在風險。

四、遺憾的是整個「牛奶駭人」事件在筆者眼中只是使用化學檢測存在先天盲點而引申的無謂爭論，對於主管機關在下游消費面抽驗食品，既未提出有關如何更好地結合生物和化學檢測的議題，也沒有從上游全面為民眾食物安全把關的新建議。

五、類似的研究檢測其實在 2011 年已有先例，並且刊登在國際知名學術期刊《農業和食品化學雜誌》（Journal of Agricultural and Food Chemistry）上，當時英國《每日郵報》（Daily Mail）報導有關西班牙和摩洛哥科學家聯合的檢測結果（見下表）更驚人，一杯牛奶居然能驗出多達 20 種包括止痛藥、抗生素和生長激素等化學殘留，所以台灣的發現並非新鮮事。

---

18　雌激素當量（Estrogen Equivalent）：即樣本所表現出來的總體雌激素活性相當於多少雌二醇所具有的雌激素活性。世界上有很多雌激素類物質，每種所具有的雌激素活性各異，且通常都以混合物形式存在。雌二醇是大家都非常熟悉的女性荷爾蒙，將樣本的總體雌激素活性表達為雌激素（即雌二醇）當量，有助於人們對該樣本的潛在雌激素效應進行安全評估，概念類似我們計算不同食物中的卡路里。

■ 你的品脫（pint）裡有些什麼？

| 化學品 | 用途 |
|---|---|
| 尼氟滅酸(Nifumic acid) | 抗炎鎮痛劑 |
| 甲芬那酸(Mefenamic acid) | 抗發炎藥 |
| 酮基布洛芬(Ketoprofen) | 抗發炎藥 |
| 克他服寧錠(Diclofenac) | 抗發炎藥 |
| 保泰松 (Phenylbutazone) | 抗發炎藥 |
| 氟苯尼考(Florfenicol) | 抗生素 |
| 雌酮(Estrone) | 天然荷爾蒙 |
| 雌二醇(17β-estradiol) | 性激素 |
| 炔雌醇(17α-ethinylestradiol) | 類固醇荷爾蒙 |
| 萘普生(Naproxen) | 抗發炎藥 |
| 氟胺煙酸(Flunixin) | 抗發炎藥 |
| 乙胺嘧啶 (Pyrimethamine) | 抗瘧疾藥 |
| 甲氯芬那酸 (Diclofenac) | 抗發炎藥 |
| 三氯沙(Triclosan) | 抗真菌藥 |

## 我對「喝牛奶？不喝牛奶？」的迷思Q & A

問：**你喝牛奶嗎？**

答：由於小時候家裡開雜貨店有出售多種牛奶，加上父母每日的愛心叮嚀，我兒童時期像北歐人把牛奶當水喝，每天喝差不多 800 ～ 1000 毫升，將牛奶視為每天必需品；赴英國升學後，整體分量差不多，並且接觸到更多乳製品如起司（Cheese）和優格（Yogurt）。但自從大三那年看到哈佛和牛津大學發表對牛奶的深入研究後，我被說服並開始慢慢減低對牛奶的攝取；隨後自己進入食品安全行業，有機會與更多學者和專家交流，更深信減少乳製品攝取能使身體健康一些，所以現在我只把牛奶當成偶爾的享受，咖啡中加點熱牛奶是不錯的組合，但家中冰箱裡都只有豆奶。

問：**牛奶有害嗎？**

答：雖然東方人因體質的不同，患有乳糖不耐症比例比白種人高出很多，

但只要本身腸胃能正常消化乳糖和非對乳製品過敏的朋友，適量地攝取牛奶，不至於會對人體健康造成損害。

**問：小孩子的身高會受到減低牛奶攝取量的影響嗎？**

答：相信多少一定會。我雖然不是家長，但也能體會如果自己的小孩因為不喝牛奶，而比其他同齡小孩長得矮小，心裡面滋味一定不好受。更矛盾的是要在小孩身高和將來長大後增加患病風險之間作出取捨，要我選的話，我會把牛奶當作點心給小孩少量食用，同時利用經常運動來強健他們的骨骼成長做為互補。

**問：你同意「牛奶只是適合給牛喝」的嗎？**

答：同意。牛奶的自然本質是供出生後小牛喝用的產物，當中的高激素和其他營養成分是為小牛而設，而非人類。試問我們的寶寶需要像其他初生動物一樣，短時間內能站立，甚至奔跑避開猛獸嗎？大自然有其法則，媽媽生產後自然會有母乳給她們的嬰兒吃，而當嬰兒長大到一定程度就會開始嘗試吃固體食物，約有 90% 的人類嬰兒斷奶後會自然失去分解乳糖的能力，媽媽的乳腺也自然不再分泌乳汁。成長的牛吃草、老虎吃肉，就只有我們人類長大後繼續吃奶，而且還是人為的強迫母牛產奶，根本就違反自然定律。由營養成分來看，牛奶或許只適合在極端情況下使用，例如戰爭時物資短缺或饑民的營養及熱量補給，但每天把牛奶當作必需品，尤其是做為嬰兒的主食，實在令筆者擔心。

**問：不喝牛奶會增加骨折和骨質疏鬆症的風險嗎？**

答：牛奶裡面即使有再豐富的鈣質，基本上大部分亞洲人有乳糖不耐症，我們一喝牛奶就會因過敏出現腹瀉情況，而那些鈣質也因此付諸流水。《牛奶，謊言與內幕》一書亦清楚說明乳製品的攝取量對上述兩項事情的風險沒有明顯用處，詳情請參閱該書。

問：你怎麼評價嬰兒配方奶粉？

答：我還是覺得母乳是給媽媽產後瘦身和嬰兒營養最好的先天禮物。不知道大家是否有留意到，很多配方奶粉製造商背後都是國際大藥廠，廠商在奶粉裡加一大堆聲稱對寶寶好的成分，特別是有專利的，卻可能連在政府乳製品監管部門工作的專家都未必知道那些是什麼東西，又或許僅有的文獻都是從大藥廠過來的，全是為了幫產品貼金的報告。此外，香港知名營養師李杏榆女士在小魚親測平台發布牛奶檢測報告時也提到：「1 歲以下嬰兒不應以牛奶或嬰兒配方奶粉取代母乳餵哺，因會阻礙蛋白質、鈉及鉀等營養攝取，影響成長及發育。」

問：前幾年很流行的牛初乳又怎樣？

答：牛初乳泛指奶牛產犢後七日內的乳汁。連中國大陸衛生部都在 2012年 9 月明令禁止嬰幼兒配方食品添加牛初乳做為材料，我想這問題就不需要太多額外的解說吧！其實在 2012 年初，當時牛初乳產品還被商家吹捧為「超級好東西」，而且價格不便宜（我媽媽也買了幾罐回家，但我不敢喝），筆者剛好有機會跟質檢部門談到對牛初乳中高雌激素的關注，誰知過不了多久中國就下令禁用。但雖然牛初乳被禁止添加在嬰幼兒配方食品，目前仍然可在保健品和成人乳製品中使用，我自己會敬而遠之。

其實討論這麼多，我們也明白要讓牛奶和乳製品從我們的飲食當中離開是不切實際的。大家若需要購買牛奶或乳製品作不同用途，可參考小魚親測平台相關報告綠魚榜單：https://goo.gl/a9a2NP，以選購相對安全的產品。46 款牛奶安全榜單有部分外國品牌在台灣也有銷售，如雀巢牛奶公司、安怡、安佳（Anchor）、保利（Pauls），希望不久的將來會有台灣本土品牌在榜單中出現。

　　在小魚親測平台完成市售牛奶樣本檢測，對外公布牛奶及牛奶飲品「綠魚」安全購買榜單媒體發布會上，香港營養師學會認可營養師李杏榆女士表示：「牛奶中的添加成分會降低其營養價值，並沒有添加必要。當牛奶飲品中的添加物數目增加，奶含量亦會相應減少，人體所能攝取的營養，如蛋白質及脂溶性維生素，亦會隨之降低。」

　　同時李營養師也提醒消費者，牛奶的攝取要看體質，並非人人適合。有腸胃敏感、牛奶過敏及乳糖不耐症問題的人，均不適宜飲用牛奶，可改喝無乳糖牛奶、豆漿、杏仁奶或米奶。至於全脂奶、低脂奶與脫脂奶有哪些區別，分別適合哪些人飲用？則請見下面這張圖解分曉。

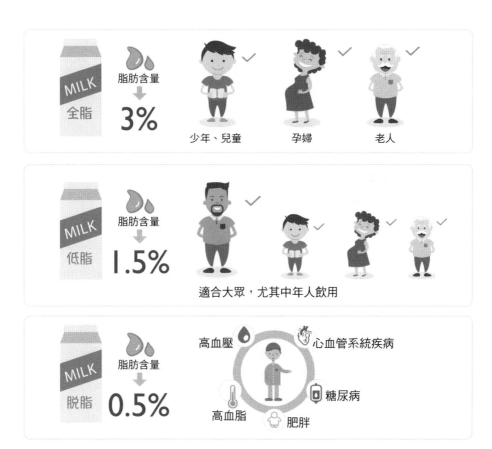

## 草莓和農藥殘餘

多吃草莓一定有益？當想起鮮甜多汁的草莓（Strawberry）時，大家或許只想馬上張開大口把它放進嘴裡！我們一向都只被告知草莓營養價值高，含豐富維生素 C 及各種人體所需的好成分，有幫助消化的功效，對人體健康有著極大的益處。但你或許不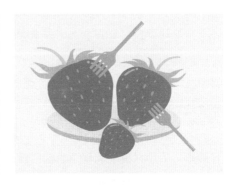知道，原來一些內分泌干擾化學物和違禁農藥經常在我們喜愛的草莓身上發現，也不要以為進口、價格高昂的一定安全，只要是採慣行農法栽培（非有機）的草莓都使用大量農藥，多個國家相關調查的結果令人擔憂。

在現今社會中，我們經常聽到「農藥」這個名詞。什麼是農藥？農藥就是被噴到農田的蔬果上防止昆蟲破壞農作物的有害化學物質。難道大家沒有想到，如果連昆蟲和蟲子都想逃離這些致命的化學物質，我們怎會把這些有害化學物質放進最終會被我們吃進去的糧食身上？這似乎是一種匪夷所思、但又每天都在發生的現象，不是嗎？

### ▋ 外國來的水果不一定都安全

2013 年 7 月，匯集消費者、關注公眾健康與環境組織、工會、婦女團體和農民協會等來自全球 19 個歐洲國家的非政府組織農業行動聯盟（Pesticide Action Network, PAN）公布一項對於法國市場上販售的草莓（產地包括法國和西班牙）內分泌干擾化學物和違禁農藥殘留的調查，結果令人非常擔心。

在 49 個草莓樣本中（26 個產於法國，其他 23 個來自西班牙），91.83%（即 45 個樣本）含有一種或多種農藥殘留，當中 71.42%（35 個樣本）含有導致內分泌干擾的農藥，有 2 個樣本甚至含有一種歐盟在 2005 年禁用的殺蟲劑——安殺番（Endosulfan）。安殺番是一種有機氯化合物，已被聯合國斯德哥爾摩公約（Stockholm Convention）列入需消除、應禁止在全球使用

和製造的持久性有機汙染物（POPs）名單中。其他被驗出的內分泌干擾化學物或違禁農藥殘留包括丁基加保扶（Carbosulfan）、氟尼胺（Flonicamid）、亞滅培（Acetamiprid）、賜派滅（Spirotetramat）和達滅芬（Dimethomorph）。這份調查結果強調——

> 許多內分泌干擾農藥已普及地進入我們生活的環境中，
> 潛在危害你我的健康。

## ■ 其他國家的檢測結果同樣令人擔心

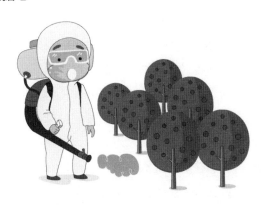

2008年美國農業部（United States Department of Agriculture, USDA）農藥數據項目（Pesticide Data Program）公布了一項令大家擔憂的草莓農藥殘留調查結果，在741個樣本中，有超過90%以慣行農法（非有機）栽培的樣本被驗出含有最少一種或多種農藥殘留，當中1/3樣本驗出可干擾嬰幼兒生殖系統正常發育的殺菌劑——邁克尼（Myclobutanil）。其他54種有害殘留包括：

- 6～9種已知的或可能的致癌物質
- 11種神經毒素
- 24種懷疑激素（內分泌）干擾
- 12種發育或生殖毒物

此外，其他常用EDCs農藥／殺蟲劑及其從動物試驗顯示的健康影響證據，簡單列舉如下：

- 畢芬寧（Bifenthrin）：引起女性排卵功能障礙。
- 貝芬替（Carbendazim）和免懶得（Benomyl）：造成對男性生殖系統的不利影響（透過大鼠身上研究發現生育能力下降）。

- 甲基陶斯松（Chlorpyrifos-methyl）：阻止雄性激素的活動。
- 鋅錳乃浦（Mancozeb）：一個多功能的致癌物質，能夠導致至少八種不同類型的癌症——乳癌、肝癌、胰腺癌、甲狀腺癌等。
- 撲克拉（Prochloraz）：導致雄性後代女性化和性器官發育畸形。

## ▌孕婦和幼兒屬高危險群

草莓是非常普遍的水果選擇，日常被視為健康飲食的一部分，尤其孕婦和兒童經常食用。然而，這些在草莓身上檢出的有害化學物質，有可能只是低劑量也能危及孕婦腹中胎兒和年幼的孩子。

請想像一下，草莓僅是相關問題的一小部分，如果再跟你每天所吃其他食物中的毒性混合作用，其潛在後果又會如何？蔬果農藥殘留是一個健康問題的真正隱患，尤其是對兒童，因為他們的身體正值生長發育階段，**年輕的孩子特別容易涉及到內分泌干擾物質的危害，即使只有很低的劑量。**

結果可導致不孕或生育能力下降、發育受損、生殖器官的出生缺陷，以及代謝性病症，內分泌疾病亦包括糖尿病、甲狀腺炎、骨質疏鬆症、腫瘤病變及延遲或提前進入青春期。以上這些疾病目前在全球都呈上升趨勢。

## ▌男性潛在影響最大

鑑於過去數十年間男性生殖健康普遍下降已是不爭的事實，例如男性生育能力（精子數量及品質）在許多國家都顯著降低，全球睪丸癌病例亦越來越多，加上我們日常生活中大量接觸到複雜的化學物質混合物，因此科學家們作了非常合理的假設，認為這些化學物質或許跟男性生殖健康有關。

隨後科學家發現有越來越多證據表明 EDCs 在其中產生顯著作用，特別是母體中發育的胎兒；一些研究更已經把母體接觸農藥影響，聯結到生殖器異常的男嬰，如隱睪和尿道下裂、陰莖長度變短、男性精蟲數降低等，並稱此多元的病症為「睪丸發育不全症候群」（Testicular Dysgenesis Syndrome, TDS）。當胎兒和嬰幼兒在子宮內或通過母乳攝入內分泌干擾物，所衍生出的可能風險特別大，因為激素掌控著最關鍵的男性化過程。

男性生殖器官正常發育需要許多激素，特別是雄激素（Androgens），睪酮（Testosterone）和二氫睪酮（Dihydrotestosterone, DHT）的相互作用。調

節這些激素的相互作用編程機制是造物主微妙的平衡。2011 年，由歐洲理事會（Council of Europe）資助，Andreas Kortenkamp 教授帶領一群倫敦大學毒理學中心的科學家發表針對 37 種常見蔬果殘留農藥內分泌干擾活性的測試結果，發現有 30 種（超過 80%）農藥具有堵塞或模仿雄性激素的功能，當中只有 14 種有少量文獻記載其內分泌干擾特性，其餘 16 種雖然已被廣泛使用多年，但它們的干擾性質是科學界首次發現，且大多數是草莓和生菜等蔬果經常殘留的化學殺菌劑。

科學界對此研究結果並不意外，也坦言由於有太多其他潛在還沒有發現的內分泌干擾物，他們對有關問題了解不多，更多的科學研究新發現只是凸顯出當今許多被濫用的化學品，包括農藥，根本未經充分測試會如何影響人類的長期健康和環境發展就大量推出市場。自第二次世界大戰以來，許多新合成的複雜化學物質經由人類使用而被引至環境中，其中有些多年後才被發現是生殖毒物。目前科學家正在努力監測毒物對生殖過程的短、中、長期影響，並特別關注 EDCs 參與睪丸發育不全症候群發展的機制（即研究暴露於 EDCs 與損害男性生殖健康的關聯性），英國科學家亦強烈建議對使用中的所有農藥都應該進行系統性篩選檢查，若確認它們會阻礙睪丸激素和雄激素等關鍵激素的相互作用，影響男子和男孩的生殖系統健康，應馬上下令停用，因為這不僅是普通安全事件，而是人類前途災難的大事。

## ▌緩慢的篩選工作進展

前面第二章提到，美國環保署是當今世界最主要負責 EDCs 篩選工作的政府機關，其 1996 年所建立的「內分泌干擾物篩選計畫」（EDSP）遲遲沒有大規模實施，主要是由於政府與化工業界一直爭論測試的方法。例如英國研究人員採用的體外實驗（in-vitro），是使用人體細胞檢查農藥是否能活化或抑制激素受體（Receptors）細胞基因的開關，從而篩選化學品，是一項被科學界廣泛接受的實驗室技術。然而，來自化工業界的科學家則懷疑人們在水果和蔬菜遇到的農藥殘留濃度，即使在細胞測試出現陽性結果，也不能確定存在人體的化學物質一定會危害人類的繁衍。精明的讀者一聽就知道，這根本就是政治和利益，而非立於科學的爭論！

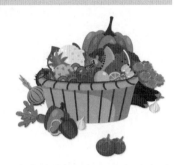

　　消費者要怎麼做才能避開殘留農藥的危害？在政府能有效管制違禁農藥施用之前，最理想當然是自己有空當農夫，無毒栽培，自給自足；如果經濟條件許可，盡量購買有機農產品（認明較具知名度的有機驗證機構）當然是最好。但礙於現實生活沒有這麼完美，我們或許不是每人都總是能吃昂貴的有機農產品，或有空間和時間自己生產食物，除了進食前多清洗、浸泡之外，消費者亦可藉由避免選購受汙染最嚴重的蔬果，減少高達80%的農藥接觸。至於有哪些蔬果最好避開呢？筆者彙整了北美多方專家（2011年USDA及2013年EWG資料）的建議清單如下：

| 草莓Strawberries | 櫻桃番茄<br>Cherry tomatoes | 甜椒<br>Sweet bell peppers | 西生菜Lettuce |
|---|---|---|---|
| 蘋果Apples | 菠菜Spinach | 杏桃Apricots | 櫻桃Cherries |
| 桃子Peaches | 哈密瓜Cantaloupes | 青豆Green beans | 芹菜Celery |
| 葡萄Grapes | 藍莓Blueberries | 黃瓜Cucumbers | |

　　了解哪些食物中相對含有最高濃度農藥是很重要的。不幸的是，上表所列汙染最嚴重的水果和蔬菜有不少都被列入頂級健康食品名單，只能怨怪是我們人類噴灑農藥毀了它們原來的好本質。另外，選購食材也可參考一些經驗法則，例如菠菜等柔嫩的葉菜類、番茄等薄皮蔬果，以及桃子之類無外皮保護的漿果或核果，都盡量挑有機的買。

　　都說到這裡了，下次站在市場思考要用台幣300元買5個普通蘋果還是2個有機蘋果時，你知道怎麼選擇了嗎？只要想到將來可能要額外看醫生和處方藥的費用，再加上一副糟糕的身體……我馬上選後者，因為我深信俗諺「人如其食」（You are what you eat.）。

**其他給消費者的五點提示：**

- 吃有機！真正有機栽培，理論上是完全不含合成農藥，按照一套嚴格的

守則生產，保證不使用有害的化學物質。因此，強烈鼓勵消費者盡可能吃有機食品，尤其是孕婦和兒童。

- 西生菜、番茄、黃瓜、蘋果等容易殘留農藥的蔬果，挑有機栽培的取代非有機農產品，特別是要給兒童和孕婦吃的。

- 教導小孩子不要把未去皮的柑橘類水果放到嘴裡，因為這些水果的果皮表面可能有大量 EDCs 農藥殘留。

- 農藥殘留大多集中在蔬菜或水果表面，食用或料理前先以清水洗淨（沖、搓、刷、泡），再去掉外皮分切，能有效減少農藥攝入。

- 行使消費者權益，聯合起來發送信件給當局和食品零售商，要求禁止使用 EDCs 農藥！

## 疾呼移除 EDCs！農夫做為既得利益者也不再沉默

2011 年，長期接觸農藥受害者協會在法國成立，成員包括種植各種不同作物的農夫，其會長保羅·馮索瓦（Paul Francois）是一位穀物農夫，他因使用被視為「安全」的農藥中毒，導致經常性昏迷，成功起訴了美國農藥研發生物技術巨頭孟山都公司（Monsanto Company）。在 2014 年初，農藥受害者協會與獨立電影人 Eric Guéret 合作拍攝記錄片《'La mort est dans le pré》（英譯：Death is in the meadow），影片講述法國農民和他們的家庭成員健康如何因使用及接觸農藥而受到不同的疾患影響。其中三位在影片中現身的受害農民和他們的家人，更於 2014 年 3 月 27 日在比利時布魯塞爾的歐洲議會發言，要求對暴露於危險化學品（特別是可干擾人體荷爾蒙系統的農藥）採取緊急立法行動。其實歐盟當時已通過立法，從市場中移除所有 EDCs，本來被授權在 2013 年 12 月之前應訂立標準來確定這些化學物質清單，但由於檢測定性標準化問題的複雜性，歐盟在立法議題上只能押後表決。

## 有機不是絕對不能用農藥？
## 跟環境荷爾蒙（EDCs）有什麼關係

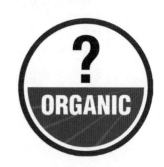

　　隨著人們生活標準的提高，現今越來越多人更加重視健康，平常吃的、用的東西都要講求綠色、健康，越是自然的越好，由此催生了大量的「有機食品」和「有機化妝品」等各種標榜無公害、綠色更健康的產品。

　　有機當中所包含「更健康」的概念，除了非基因改造成分之外，重點是嚴格管制使用農藥的要求，而當中這些被禁止使用的農藥，它們其實很多都是內分泌干擾物。

## 怎樣才是正規的有機（Organic）產品

　　所有的有機產品，都需要通過驗證機構稽核認證，並且在包裝上標示「有機認證標章」才具可信度。可是市售產品有各種各樣標章，要如何辨別哪些是有機認證呢？前文提到購買有機產品時，建議認明較具知名度的有機驗證機構，在台灣方面可搜尋「有機農業全球資訊網」https://goo.gl/oV9o2F，查詢驗證機構及其核發標章圖樣；而國外有機產品認證標章中，最為大家熟悉的有：

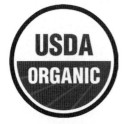 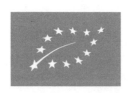 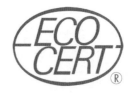

- 美國 **USDA ORGANIC**：由美國農業部依國家有機法規（NOP）驗證核發（上圖左），產品有機成分須達 95% 或以上。
- 歐盟 **EU Organic Farming logo**：行內人稱最嚴格的標準，見綠葉星圖案。其認證產品必須在歐盟生產、有機成分達到 95% 以上。

- **法國ECOCERT（簡稱ECO）：**在國際市場上擁有最高的權威及公信力，檢驗標準獲得美國國家有機法規（NOP）及日本有機標準（JAS）的認可。法國約有七成以上有機產品可見到此標章，

## 魚目混珠的有機市場

市場上打著「有機」標籤的食物，通常都比普通食物價格貴1/3或以上，但市場需求也依然是源源不斷。但這些真的都是「有機」食品嗎？以香港蔬菜市場為例，2016年3月一份調查發現，全港共有93家菜販聲稱販賣的是當地有機蔬菜，其中有72檔無法提供相關認證。至於水產，調查了89個市場共371個攤販，20攤聲稱販售有機水產，但只有2攤能提出證明。而實際上到2月為止，全港只有3個水產養殖場獲得有機認證。由此可見，這些所謂的「有機認證產品」很多是魚目混珠。

## 外國有機貨又如何？

在超市中可以看到大大小小許多有機食品，包裝上都貼著各種各樣的認證標章。那麼，有了這些認證標章就可以放心了嗎？很遺憾，答案很可能是否定的。筆者特意去搜索了USDA、ECOCERT和EU有機綠葉星這三大有機驗證機構官方網站。在USDA的食品欄目列明通過認證的只有8000多種，而市場上標示USDA認證的產品卻數以萬計，那些多出來的巨大數字又是誰幫它們認證的呢？

我隨手拿起桌上兩款購自香港知名超市印有USDA標章的穀物零食，進入官方網頁搜尋產品資訊，結果只找到相同品牌的其他產品，卻沒有我手上拿的這兩款，多生氣！之後我又進到ECOCERT，在其大中華地區的分站上也有認證產品清單，但上面只有客戶編號和代碼可供查詢，而食品包裝上卻完全看不到印有任何代碼！所以對於消費者來說，認證標章的真假根本就無從查起。

最後我去查了歐盟有機綠葉星認證網站，則是根本找不到已獲認證產品的資訊，網頁只說他們正在努力整合資料當中，沒有具體列出完成的時間表。至於有機護膚品更是真假難辨，筆者所查的三大國際權威驗證機構中，只有USDA官網能查到有獲得認證的護膚品公司，但卻未具體說明是哪些產品取得認證，而

它們卻已經在所有護膚品包裝都打上「Organic」的標籤。

## 分析有機認證的問題

　　幸得行內朋友仗義分享，加上自己所做的資料搜集，關於有機認證產品存在的許多不實問題，其背後原因分析如下：

　　一、大部分有機驗證機構都是以組織或協會形式運作，目標在於推廣和拓展有機市場，本身沒有法律賦予的執法權。

　　二、這些機構對市場上有機產品的監管力度故意鬆散，他們跟企業之間存在著微妙的利益關係，很可能對獲證企業的違規行為未做及時有效的糾正。如前述提到穀物零食品牌旗下或許有少部分產品通過認證，而驗證機構儘管發現該公司其他產品搭了順風車，也會因擔心損害已建立的客戶關係，選擇睜一隻眼閉一隻眼，因此出現有些品牌旗下只有某幾種產品取得認證，但卻在所有的產品包裝都打上了「有機」，這在給消費者「多一點選擇」的氣氛下，對於起初建立市場和產品推廣或許會有些幫助。

　　三、更甚者，可能因缺乏監督，導致在一些較小的驗證機構，只要花一些錢，產品未經過檢測就可以買到有機認證。對於生產商（或製造商）來說，僅僅是在包裝上面加上「有機」兩個字，實際上可能未經過任何的認證，價格相比普通的產品可以訂得更高，市場缺乏監管，消費者無法質疑，這樣簡單好賺的事情，何樂而不為呢？

　　四、沒有標明有機認證的時間。有機認證是具有時效性的，通常 1～4 年就需要重新稽核認證，但基本上沒有產品會標示出它們的證書有效期，即使過期了也仍然在使用。

　　五、部分實際獲得認證的企業品牌、原材料或產品，經過中間的製造商、分銷商、零售商後，誰會想推廣他人的品牌，或出於商業保護考量，在最終食品包裝上通常已找不到原本獲得認證的名字，導致在驗證機構官方網頁找不到該產品的有機註冊資料。

　　六、複雜的舉報機制令消費者投訴卻步。針對不良營商手法（如虛假不實的有機產品標章），部分國家和地區會立法規範，以法治健全的香港為例，香港

海關可以引用保障消費者權益的《商品說明條例》執法，但筆者致電海關舉報熱線查詢後，發現單是舉報需要填寫和準備的資料，簡直比上警察局報案還要多。我心裡想這不是你們的工作嗎？複雜程度令我不禁聯想是否需要請專業律師去處理那幾十元的「假有機」零食？

　　有機生產本身就是我們祖先留下來的傳統好東西，試問在工業革命之前，地球還沒有被千奇百怪的人工化合物汙染時，從土地上長出來的糧食有哪樣不是有機的？由於本書鼓勵大家盡可能多選購有機食品，所以有必要在這一節以專欄討論說明有機概念，希望幫助讀者選擇有機產品時更加精明。當然，如果有心人能把搜尋和確認有機認證商品變成簡單易用的手機程式，那就更加功德無量了。

## 台灣的有機產品市場

　　兩岸的朋友又多一個羨慕台灣人民優質生活的理由了！原因是台灣有機農業法規和產品標章認證經過多年的發展已相當成熟，消費者到許多超市和大型量販店，只要看到標示「**有機農產品專櫃～行政院農業委員會關心您**」字樣的有機專櫃，就能很方便地選購各種有機農產品。

　　另外，驗證合格的有機產品亦可透過由農糧署補助、台灣宜蘭大學所設置並維護的兩個網站（有機電子商城和有機農夫市集）銷售。站內提供超過一百家有機農場的當季產品，消費者可直接與銷售單位的農夫聯絡，輕鬆獲得最新產品資訊和服務。

　　推廣有機農產品，重點提倡「當地生產、當地消費」，概念其實就是避免太多運輸，以減少碳排放和維持農產品鮮度，但如果像香港這樣沒有土地資源，雖然生活富庶，動不動都進口買入外國的有機產品，其實從環保角度並不可取。

◆ ◆ ◆

不會是謠言吧？

大閘蟹居然被說含雌激素？

　　每當秋風起，又是到了品嘗大閘蟹的季節。但同時關於大閘蟹養殖過程中，加入避孕藥令蟹加速生長，使肉質肥美、鮮甜多「膏」的報導，又再度浮上消費者心頭，並且受到媒體的關注。

　　追溯近年有關大閘蟹雌激素超標的新聞，在兩岸三地熱傳的，應該是 2011 年 10 月初香港的報導：全球最大的瑞士通用公證行 SGS 集團旗下的香港分部化驗所，利用新研發的生物雌激素活性檢測方法，檢測在香港大閘蟹專賣店及市場攤販所販售的大閘蟹樣本，結果發現四分之一的樣本含有雌激素活性，其中含量最高的樣本，每日只要食用 3 隻蟹，雌激素攝取量已超過世界衛生組織安全上限。但化驗所承認，使用的檢測法無法分辨所含雌激素屬天然、環境汙染還是禁用激素。

　　這篇報導很快就傳開了，同時招來很多聲音，包括香港政府食物安全中心、中國大陸檢測當局、相關行業協會和學者都應記者要求作出回覆和聲明，看起來跟台灣《商業周刊》「牛奶駭人」事件中，雙方「牛頭不對馬嘴」的爭辯情況十分相似。

## 「25% 大閘蟹含雌激素」報導後續及分析

　　**香港官方回覆：**香港食物安全中心目前所做的檢測，只會針對大閘蟹中是否含有 3 種法定禁用激素，所以並不會檢測大閘蟹所含的其他類雌激素含量。中心發言人表示，他們在 2010 年抽驗逾數百個大閘蟹樣本，全部結果都滿意。

　　**筆者分析：**感謝香港政府坦白承認只檢測 3 種禁用雌激素。其實現時能驗出大閘蟹含 3 種禁用激素的機率極低；反之，其他人工合成激素及逾十萬種工業用化學物質也都含類雌激素功能，有心「加料」的不法蟹農會這麼笨，只用那 3 種會抽驗的，而不去用其他有同樣「功效」、政府又不會去驗的嗎？傳統化學化

驗法必須得知有關激素是哪種，才能針對性做化驗，事實上極為困難，說白了就是「驗不到不等於沒有」。

————◆————

**中國大陸檢測當局回覆：**上海市食品藥品監督管理局和市工商部門全年持續開展對淡水蟹的風險監測工作，每季度監測一次，監測項目包括一種雌激素己烯雌酚（DES）等共 31 項漁藥殘留，目前所有樣本均未檢出己烯雌酚。上海市農業部門對於在地產的大閘蟹等水產品進行監督抽檢，重點檢測孔雀石綠、哨基呋喃類代謝物及氯黴素等指標，2011 年總共抽檢全市 20 個養殖場 20 個樣本，檢測結果均合格。

**筆者分析：**雖然當局對外說做了 31 項漁藥殘留監測，但據官方透露與雌激素有關的，只有己烯雌酚一種，實在是少得可憐。那有沒有其他雌激素呢？同樣也沒有正面回應香港 SGS 的結果。

————◆————

**行業協會的聲明：**面對這樣的質疑，由於事關重大，蘇州市陽澄湖大閘蟹行業協會會長楊維龍很快便站出來澄清。他表示，「陽澄湖大閘蟹是沒問題的，凡是陽澄湖的，生態環境好、水草茂盛、陽光充足、餌料充足，我們的監控非常嚴格，在這種環境下生長的大閘蟹是經得起歷史的任何檢驗和多部門的檢測。」

**筆者分析：**楊會長只強調了「相信我吧」的口號，同樣沒有正面回應香港 SGS 的科學結果。當時香港 SGS 雖沒有詳細列明驗出雌激素超標的樣本來自何方，但我做為業界人士當然知道一切內幕。標明來自陽澄湖且價格較貴的大閘蟹樣本雖然同樣肥美多膏，但真的一個也沒被檢出有雌激素活性濃度；而有「問題」的大閘蟹樣本都集中於某一區水域，楊會長說的是巧合還是他也知道一些內情呢？

————◆————

**引述不明學者的回覆 1：**化驗法不能分辨出雌激素是天然含有還是人工添加，例如其實很多植物和生物本身也含雌激素。

**筆者分析：**一般市民聽起來或許覺得非常「科學」，但這跟分辨雌激素是天然含有還是人工添加有何相干？雌激素能否對我們人體內分泌系統產生干

擾，重點在於雌激素活性，比如女性更年期後的補充劑，大部分是來自黃豆的天然雌激素提取物——大豆異黃酮；而避孕藥是用上人工合成的雌激素，它們同樣是有效的雌激素。至於其他四分之三沒有雌激素活性的檢測結果，學者又怎樣解析呢？

根據世界衛生組織（WHO）和聯合國糧農組織（FAO）所提出標準，人體就雌激素的允許攝取量為每日每公斤體重不超過 50 納克（即 0.05 微克），以 60 公斤體重成人計算，每天最多攝取 3 微克雌激素。長期攝取過量雌激素，除了可致性早熟、生殖器官組織異常，也容易引發乳癌、卵巢癌、睪丸癌、造成不孕等。即使想要具體找出是哪一種天然還是人工的激素類物質，也只能從源頭一步一步的透過研究型化學分析法，希望能夠找到可能的目標物質，而那是多難又要花上多少人力物力的調查，一切都只是源於對食品生產商的不信任。

◆

**引述不明學者的回覆 2**：用作生物檢測的透明小魚，在接觸到帶有類雌激素的大閘蟹提取物時，其肝臟會發出綠色螢光，再經分析螢光強度，計算為化驗結果，但每條魚在接觸到雌激素後，是否必然發光以及發出同等光度，均是不能控制的因素，因此準確和穩定性易受質疑。

**筆者分析**：又是另一則聽起來覺得很「科學」的意見，但明顯是不了解這些科技所下的評論。一般來說，每一次同類實驗最少都用上百條小魚作計算，以消除差異性，並加入陰性（Negative/vehicle control）、陽性（Positive control）對照組和多年歷史數據做好把關（Gatekeeper），絕對經得起各界的任何盲樣測試作相互比對。請不要轉移重點，主力應找出並回答是什麼化合物使綠色螢光出現。

## 魯迅先生的吃蟹論

魯迅當年說：「第一個吃螃蟹的人，被稱為勇士。」但今天，如果我看到孕婦敢大口吃來歷不明又便宜的大閘蟹，除了為她和孩子捏把冷汗，也忍不住心裡碎念：「這還不是上世紀遺留下來的清兵嗎？」筆者在這本書裡面一再地強調，母體內的胎兒最容易因接觸 EDCs，造成生殖系統發育受到長遠的負

面影響，所以回頭再想想，吃那些或許含有很高雌激素大閘蟹的懷孕母親，豈不是正在「慢性謀殺」嗎？

　　我很喜愛蟹粉小籠包，記得以前小時候大閘蟹也算得上是名貴食材，而且只有在很短時間供應，符合中國人「不時不吃」的自然理念。想來想去也想不通，現在基本上香港吃大閘蟹的人越來越多，加上大陸 13 億人口當中富起來的同胞也要滿足他們的腸胃，乾淨、少汙染的養殖地又越來越難找，理論上供應量一定緊張，價格也肯定像冬蟲夏草一樣，如火箭般迅速高漲。但情況正正相反，蟹價越來越便宜，甚至進駐平民菜市場，成為一般市民的家常便菜。一年四季都可以到上海菜館點上蟹粉小籠包，當然蟹粉很可能是急凍的，但龐大且又便宜的供應量從何而來呢？

　　還是那句話，我相信「人如其食」，你吃什麼就會像什麼。所以除了書中提及的脆弱群體應特別注意外，大家面對美味的大閘蟹，還是適可而止，畢竟大閘蟹寒氣太重，不宜吃太多，更不要貪便宜貨。否則因小失大，得不償失，後悔也來不及。

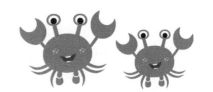

## 其他可能涉及雌激素養殖的水產

　　**台灣本土烏魚**：由於近年野生魚源枯竭，加上市場上對高價烏魚子需求龐大，過去漁民都要靠運氣捕撈的海烏，現在改以供貨穩定的養殖烏，做為烏魚子的來源。只有母魚能產生高價值的金黃魚卵，但烏魚剛孵化時並沒有性別之分，變成公魚或母魚取決於陽光、水溫及生長密度，因此養殖戶為使成年母魚出現的機率極大化，在第一年餵魚苗的飼料中都加入微量雌激素，刺激烏魚自體產生雌激素，然後發展出卵巢。

　　據報導指出，用這種方法養殖烏魚，兩年後雌魚比例可高達 95%。但專家也強調雌性小魚要成長到能有魚子收成，需要耗上三年的時間，除非你特別喜歡吃雌性小烏魚，否則消費者買到的烏魚子一般只含魚體自行產生的正常低量雌激素，大家不需要擔憂！

　　**鰻魚**：小鰻魚苗跟烏魚剛孵化時相似，體內只有生殖細胞，還沒分性別，

而雌性鰻魚比雄性肥美肉厚，較受食客歡迎，因此養殖戶也在鰻魚苗飼料中加入微量雌激素，誘使更多雌性鰻魚出現，以合乎市場需求。

從鰻苗長到成鰻也很花時間，大概要養一年半左右。成魚運到市場出售時，理論上體內只存在自身產生的雌激素，一般不會有殘餘添加物。但數年前有出口鰻魚被驗出添加了含高毒性、可致癌的孔雀石綠（Malachite green）。

孔雀石綠是類雌激素，EDCs 的一種工業用染料，常用於絲綢、皮革等。同時它也是一種殺蟲劑，被用來殺死產品中的寄生蟲或真菌，使鰻魚快快長大、少生病。雖然已經被禁用多時，但不法商人是否會改加入其他未被發現的類雌激素呢？我有點擔憂。

**黃鱔：**生長環境條件跟鰻魚很類似，多年以來一直被媒體指說有非法添加雌激素催生。

**鮮鮑魚：**這訊息是從經營海鮮貿易的朋友那邊得來的，如非野生捕獲的鮮鮑（一般價錢很高，算是名貴食材）。在市場裡又大又肥又便宜的養殖鮑魚是怎樣生產的呢？友人聽生產者說都會多少用上類似避孕藥的物質來養殖，其中細節不詳。

◆ ◆ ◆

# 連米都有毒吧？
# 到底還給不給人活路啊？

米乃是中國人主要的食糧，近年兩岸三地包括中國、台灣和香港都出現有毒鎘米的新聞，並且每次政府當局的抽樣報告都有白米樣本超標，令大家不禁聞米色變，但又無奈。

鎘（Cadmium，化學符號 Cd）雖然是在地殼表面中自然存在的一種重金屬，但通常不以金屬態存在於環境中，出事的毒米事件其實是鎘與其他元素結合的人工化合物，像氧（氧化鎘）、氯（氯化鎘），或者硫（硫酸鎘、硫化鎘）汙染的土地所造成，這些鎘化合物在工業和消費產品中有很多用途，主要用來製造電池、顏料、電鍍金屬和塑膠，不講不知的是，在環境當中的鎘化合物也是可惡的內分泌干擾物（EDCs）之一。

### 有毒鎘如何進入稻米？

鎘不會在環境中分解，但是能夠變成不同形態，常溶於水中，部分就會與土壤結合。鎘進入到環境中會停留很長的時間，一般半衰期[19] 長達 10 ～ 30 年，所以一旦種米的農田之前受到工業重金屬汙染，根本難以復原，植物會吸收農田中的鎘化合物，有毒鎘米就因此出現。

### 其他人體吸收到鎘的來源

除了從食物鏈進入外，香菸產生的煙是一般人鎘暴露最大潛在來源，香菸中鎘的平均含量有 1,000 ～ 3,000ppb，比食品中鎘含量平均只有 2 ～ 40ppb 高出數百倍；從事特定某些行業如電池或油漆製造的工人也會接觸到空氣中的鎘，或者從硬焊或電鍍金屬的工作中接觸到較高的含量。

### 鎘如何影響我們的健康？

儘管從飲食攝入鎘導致急性中毒的機會不大，但鎘進入到人體會停留並積聚在肝臟和腎，只有少量從尿和糞便慢慢排出身體。長期吃含鎘量高的食物會對泌尿系統造成負擔，還可能造成肝腎受損，患上慢性腎病及肝病，嚴重者更會致癌。

此外，鎘會代替鈣進入骨骼，使骨骼結構生長畸形，導致軟骨症（即「痛痛病」，骨質疏鬆症的一種）。國際癌症研究機構曾指出，因職業關係從空氣中吸入鎘和鎘化合物有致癌風險，而鎘更是被評為「令人類患癌」的物質之一。

近年新的科學研究更突出了鎘為可惡的雌激素干擾素。鎘離子（$Cd^{2+}$）會在人體代替鋅離子（$Zn^{2+}$）在不同濃度干擾正常雌激素的分泌，科學家分別在動物和吸菸女性身上實驗，說明鎘的荷爾蒙干擾功能使孕中胎兒早產及出生體重不足等。

---

19　半衰期（Half-life），是指某種特定物質的濃度經過某種反應，降低到剩下初始時一半所消耗的時間。講白了就是「物質蛻變成一半所需的時間」。

# 鎘米中毒事件並非新鮮事
## ──日本四大公害病之一「痛痛病」的由來

　　鎘米是一種由受到鎘金屬汙染的稻田所種植出的稻米，其汙染來源離不開礦場、塗料、塑膠和電池工廠未經處理排放的污水。污水直接排入附近的灌溉水道、池塘和湖泊，而灌溉農地用的有毒鎘水被稻米吸收，就這樣出現鎘米了。

　　世界上最早的鎘米中毒事件發生在日本富山縣神通川及其支流一帶，由於第二次世界大戰前夕原料需求極大，導致礦務活動大幅上升，當地位於神岡礦山區的礦場將污水大量排入河裡，嚴重汙染了神通川及其支流，由於神通川不只用於稻田的灌溉，同時也做為飲水和洗滌用水的來源，以及從事養殖漁業活動等，當地沿岸居民鎘中毒情況十分嚴重。

　　而相關疾病症狀記錄出現雖然早於 1912 年，但當時疾病起因仍然不明，一直到 1946 年之前，當地醫生還認為那只是一種地區性、由病菌所引起的疾病。即使後來（1940～50 年代）開始興起尋找病因的醫學檢驗加入調查，起初大家也都只傾向認為是上游的鉛礦造成鉛中毒問題，因為相同時期鉛水汙染亦發生在日本其他縣市。

　　直至 1955 年，荻野昇醫生和他的同僚懷疑鎘汙染才是致病原因，建議富山縣政府著手進行調查，發現在減少供水裡的鎘含量後，發病者數量大幅下降，最終確定了神岡礦山引致鎘汙染和痛痛病的關聯，荻野醫生因而創造了「痛痛病」一詞。

　　可是，儘管病情最嚴重的患者都位於富山縣，日本政府也發現其他五個縣陸續出現相同病例。厚生省於 1968 年對由鎘中毒引發「痛痛病」的病徵發表了聲明，並將它定為日本四大公害病之一。

　　鎘中毒的病人會全身骨骼疼痛、指關節變形、身體痛到不能入睡，幾天後病人腎小管會受到破壞，導致腎臟萎縮，引發尿毒症，並且大量流失鈣質，容易發生一般只出現於老人的骨折現象（骨質疏鬆症）。雖

然受害者經過法律行動後都獲得礦業公司的賠償，但鎘的後遺症足以折磨他們一輩子，絕非金錢可以補償。

━━━━━━━◆━━━━━━━

## 鎘米歷史在台灣重演
### ——土地病了，作物成毒藥 !?

　　與日本相隔大約 30 年後，台灣桃園縣觀音鄉大潭村亦發生第一宗鎘米事件，當時查出汙染源是高銀化工排放的工廠廢水含鎘，造成農地遭受汙染而種出鎘米。

　　高銀化工造成鎘米事件只是序幕，緊接著彰化縣、台中縣、雲林縣、桃園縣都陸續傳出有毒鎘米，統計台灣農地受鎘汙染面積高達 446 公頃，光是彰化縣就有 261 公頃，居全台之冠。主要原因是在 1950 ～ 60 年代，設備簡陋及高汙染的小型、家庭式工廠，包括電鍍、金屬表面處理業大量湧現，未經處理的廢水就近排進灌溉溝渠，灌溉與排水系統不分流的情況下，土地長年累月受到嚴重汙染。

　　2005 年 4 月，台灣行政院農業委員會農業藥物毒物試驗所檢測 16 個地區、共 241 個稻米樣本的重金屬含量，結果發現有 11 個於 4.94 公頃農田生產的稻米樣本含鎘量超過食米重金屬限量標準，最後總計 3 萬公斤汙染稻穀遭到銷毀，但筆者相信更多有問題的米很可能早已經流出各縣市的市場，進了大家的肚子裡。直到最近的 2016 和 2017 年，有毒鎘米事件仍舊不斷地在台發生！

　　在可見的未來，中國大陸恐怕也將會有更大規模的鎘米事件繼續發生，只是同一災難在不同地方上演，尤其是我們的政府從未記取歷史教訓，做到事先預防。要知道農田即使不再受到汙染，進行休養生息，最少也需要隔數年、甚至數十年，才可能去掉部分重金屬。

若農田一直受到汙染，「毒田」將永久無法解決。事實上，土壤一旦發生汙染，短時間內很難修復。相比水、大氣、固體廢棄物等環境汙染治理，土壤汙染是最難解決的，或許我們應該反問：

> 一時的經濟利益，
> 換來長期且十分昂貴的治理，
> 代價是否得不償失？

鎘米和其他荷爾蒙干擾素事件災難一再上演，代表著我們並未從以前的慘痛經驗獲得教訓。

相信大家都喜歡購物，女士們每季採購新衣服更是例行的活動！我們大多數人挑選衣服的先決考量，總是會先看款式，沒有多少人會像買包裝食品那樣，花時間翻看背後的材質成分，反正衣服的標籤主要告知消費者物件材質和洗滌方式。買回家的新衣服，一般人會按顏色分開洗滌，希望新衣不要掉色，洗乾淨就可以快一點穿上視人。但遺憾的是，就只是這麼一個單純的行動，大家就在不知不覺當中，被捲入成為服裝產業汙染的幫兇。

消費者不可不知的是，服裝在生產製造過程中使用了很多具毒性的有害物質，不單只是對服裝生產工廠（多數是發展中國家）附近河流影響很大，這些有害物質（包括多種 EDCs）還會殘留在衣服上，無論是在世界的哪個角落，當消費者把

| | 樣本數 | 被檢測出 NPE的樣品數 | 被檢測出NPE 樣品的比例 |
|---|---|---|---|
| GIORGIO ARMANI | 9 | 5 | 55% |
| benetton | 9 | 3 | 33% |
| Blazek | 4 | 2 | 50% |
| C&A | 6 | 5 | 83% |
| Calvin Klein | 8 | 7 | 87% |
| DIESEL | 9 | 3 | 33% |
| ESPRIT | 9 | 6 | 66% |
| GAP | 9 | 7 | 77% |
| H&M | 6 | 2 | 33% |
| JACK & JONES | 5 | 3 | 60% |
| Levi's | 11 | 7 | 64% |
| MANGO | 10 | 6 | 60% |
| M&S | 6 | 4 | 66% |
| Meters/bonwe | 4 | 3 | 75% |
| ONLY | 4 | 4 | 100% |
| TOMMY HILFIGER | 9 | 6 | 66% |
| VANCL 凡客誠品 | 4 | 4 | 100% |
| VERO MODA | 5 | 4 | 80% |
| VICTORIA'S SECRET | 4 | 2 | 50% |

圖為 2012 年綠色和平對時裝品牌及其含有任基酚聚氧乙烯醚（NPEs）的樣本數

衣服買回家，對它們進行洗滌時，這些有毒有害的EDCs物質就會釋放出來，透過洗衣服排放的水造成汙染，而這甚至尚未考慮這些 EDCs 對穿著的人本身潛在的健康影響。

## 品牌時裝也染「毒」

那麼，讀者或許會問？我們買貴一些的國際大品牌就可以啦，它們的品質一定有保證！

Sorry！或許國際綠色和平過去四年的「Detox」和「為時尚去毒」計畫調查報告將會再次令消費者失望。

綠色和平分別在 2011 及 2012 年期間，針對運動品牌用品和流行時裝產品進行有毒有害化學殘留測試，在全球包括台灣在內的 29 個國家（地區）採購了逾百件服裝樣本，共 20 家跨國時尚品牌。所有的樣本全部是在各品牌專賣店或品牌授權經銷的商店購買。根據衣服上的標籤顯示，樣本分別從 18 個不同的國家生產，大多數為發展中國家如中國、斯里蘭卡、孟加拉和菲律賓等。然而有 25 件樣本無法確認生產國，這也反映出紡織業

| | 樣本數 | 壬基酚聚氧乙烯醚 |
|---|---|---|
| adidas | 11 | 5/11 |
| American Apparel | 4 | 3/4 |
| BURBERRY | 9 | 6/9 |
| C&A | 7 | 3/7 |
| Disney | 5 | 4/5 |
| GAP | 11 | 4/11 |
| H&M | 7 | 6/7 |
| LI-NING | 4 | 3/4 |
| NIKE | 9 | 5/9 |
| PRIMARK | 6 | 5/6 |
| PUMA | 6 | 5/6 |
| UNIQLO | 3 | 1/3 |

圖為 2013 年綠色和平在知名品牌的兒童及嬰幼兒服裝中發現含有壬基酚聚氧乙烯醚（NPEs）的樣本數

的生產並不像其應有的透明。

服裝樣本的種類包含男裝、女裝、童裝，款式包括上衣、T恤、夾克、褲子、牛仔褲、連身裙、內衣等，服裝的材料既有人造纖維也有標榜使用天然纖維的。所有樣本皆經過壬基酚聚氧乙烯醚（Nonylphenol ethoxylate, NPE）的檢測，結果顯示其中超過60%被檢測出有環境荷爾蒙NPE的殘留；連著兩年檢測含有毒有害物質的比例（2011年檢測運動品牌服裝與2012年檢測流行時裝產品的調查），結果幾乎一樣。

## 不要「童流合污」

而在2013年，綠色和平的調查範圍更延伸至兒童及嬰幼兒服裝。與成年人相比，處於生長發育期的兒童對這些化學物質會更敏感，因此兒童服裝的生產製造更加值得關注。然而，題為「童流合污」的調查報告卻發現，全球12家知名品牌的兒童及嬰幼兒服裝上也存在NPE等數種有害物質，並且殘留量與之前調查的成人服裝相差無幾。

2014年組織再於香港、北京和上海購買更多不同產品，結果又揭發八個奢侈品品牌童裝殘餘多種有毒有害EDCs化學物，產品包括防水功能的風衣、鞋、T-shirt及泳衣樣本，這些都是大家一向趨之若鶩的品牌，包括 Dior、Dolce & Gabbana、Giorgio Armani、Hermès、Louis Vuitton、Marc Jacobs、Trussardi 及 Versace。

---

**小科普**　**壬基酚聚氧乙烯醚（NPE）與壬基酚（NP）**

**壬基酚聚氧乙烯醚（NPE）**是一種由人類生產製造的化學物質，並不存在於自然界。這些化合物屬於一種被稱為烷基酚聚氧乙烯醚（Alkylphenol ethoxylates, APEs）的化學物質，其通常被當作介面活性劑，除了做為紡織品製程中的洗滌和印染助劑，也用於抗氧劑、潤滑油添加劑、農藥乳化劑、樹脂改性劑、樹脂及橡膠穩定劑等領域。

含有酚的石碳酸樹脂自70年代起廣泛用於生產夾板、汽車以及建築和器械製造業。酚也被用作耳鼻點滴藥水和咽喉口腔藥物中的消毒劑。許多家居和商業清

潔物品，包括清潔劑、洗髮乳和表面清潔劑都含有壬基苯酚和壬基酚聚氧乙烯醚。

一旦NPE進入污水處理廠或環境中，就會分解為具有持久性、生物累積性且會干擾內分泌系統的壬基酚（Nonylphenol, NP）。NP具有模擬天然雌激素的作用，動物實驗證明了高濃度的NP和NPE可能導致一些生物體的性發育發生改變，以及影響海洋生物的健康，最明顯的就是令雄魚雌性化（雌雄同體）。由於擔心其對人類和其他生物的危害，一些國家和地區如歐盟已經限制使用將近20年。

壬基酚（NP）在工業上具有廣泛的用途，包括製造NPE，此種化學物質又會再度分解成NP。NP被公認為是一種具有持久性、生物累積性且有毒有害的內分泌干擾化學物。由於其處於環境中的持久性質，NP會在魚類及其他生物的組織中累積，並透過食物鏈放大產生負面影響。近來在西歐的醫學研究也在人體中發現了NP的存在。NP已是世界各地在處理廢水時經常檢出的化學物質，由於它對許多水生生物有毒，亦立刻造成一個環保問題。在美國，NP已經在多個大湖區和紐約市的排水區域檢測得到。


NP和NPE都被列入《保護東北大西洋海洋環境公約》第一批優先清除的化學物質名單。該公約的目標是在2020年以前，停止所有有毒有害物質在東北大西洋的排放。而且NP還被列入歐盟水資源架構法令下的「首要有毒有害物質」。此外，自2005年1月起，在歐盟境內，除了一些封閉循環式排水工廠外，任何NP和NPE含量高於0.1%的化學製劑，都不允許在生產中使用和在市場上銷售。

2015年7月中旬，歐盟成員國通過禁止進口紡織品含有害化學物質NP和NPE，這是對於相關保護消費者和環境法例的一大進步，並已於2016年1月全面實施。而在地球另一邊的紡織品生產大國，中國政府也將NP和NPE列入《中國嚴格限制進出口的有毒化學品目錄（2011）》中，這表示NP和NPE在中國的進出口都要預先進行審查。

但令人遺憾的是，對於NP和NPE在中國國內的生產、使用和排放，目前還沒有相關的法規限制。

全球每年大約生產 800 億件服裝，相當於地球上每個人每年平均多購進 11 件新衣。根據綠色和平調查，20 ～ 45 歲的台灣人，平均每年丟棄 520 萬件衣服和 540 萬雙鞋。除了丟棄大量衣服和鞋子，這份調查還透露：

> **每個台灣人的衣櫃裡平均每人擁有 75 件衣服，**
> **卻有五分之一幾乎沒有穿過。**

服裝品牌為了迎合顧客的需求，以及在利潤驅使下，不斷縮短供貨週期，推出符合不停更新的潮流服飾。越來越多的衣服被製造、銷售、丟棄，使得衣服生命週期在每一階段的健康成本和環境成本也越來越大，這無疑在某種程度上也「迫使」供應商做出對於環境和勞工方面不負責任的行為。

試想，即使在衣服中只是使用少量的有毒有害物質，如 NPE，但因為生產總量非常巨大，最終仍舊會造成這些有害物質在全世界廣泛累積，為服裝及紡織產業「去毒」乃是漫漫長路。

近年世界各地興起一股可持續發展的熱潮，而在時裝界也興起了所謂的—— Upcycling，有人譯作「回收藝術」和「升級再造」，讓經典重新給予舊衣產品生命週期。這股風潮在家居電子用品領域特別夯，西方很多社區會堂都會定時舉辦免費修理班，為環保出一份力。

很喜歡以下這句話：

「每一次你花的錢，都是在為你想要的世界投票。」- 安娜拉佩
"Every time you spend money, you're casting a vote for the kind of world you want" - Anna Lappe

# 推薦！家長必看紀錄片——《The Disappearing Male》

「我們的孩子和我們孩子的孩子

是我們進行大量毒理實驗中的白老鼠。」- 加拿大廣播公司

## ▋男性可能成為瀕臨滅絕的物種嗎？

曾有科學家指出，人類男性可能會在 12.5 萬年後滅絕。

聽起來如此荒謬的結論也許並不是危言聳聽。加拿大廣播公司（Canadian Broadcasting Corporation, CBC）的紀錄片《The Disappearing Male》指出，男性的生殖健康已經出現了危機。有越來越多的證據顯示，如今充斥在生活中隨處可見的 EDCs，對男性生殖系統，尤其是男嬰的健康，有極其大的損害。

片中提到 EDCs 對生物的影響，最直接的證據是來自於對野生鱷魚的一項科學研究。加拿大的野生生物學家發現，殺蟲劑等化學物質能改變雄性鱷魚生殖器官的發育。隨著鱷魚繁衍的湖水，殺蟲劑、肥料等內分泌干擾化學物悄悄擴散、汙染，使鱷魚族群出現大量雌性化，很多雄性鱷魚性器官只有正常大小的 1/3，生育率比平均降低了 90%。

同樣的，在人類的健康方面，人工化合物的危害也逐漸顯現。根據全球的統計，過去 50 年，男性不孕率有激增的趨勢，男性精子的濃度已降低一半，從早期的每毫升 6 千萬枚降低到 4 千萬枚，現在甚至再降到 2 千萬枚。精子異常和男性不孕的比例也在上升。

而受 EDCs 危害最大的是孕婦及嬰幼兒。胎兒比母親要敏感很多倍，且自身的細胞沒有抵抗能力，孕婦日常所接觸的任何東西都能影響胎兒的發育。據《失竊的未來》（Our Stolen Future）作者科爾·伯恩（Theo Colborn）教授的研究顯示，如日常會接觸到的奶瓶、塑膠製品中所含的雙酚 A，溶入孕婦體內後，對胚胎發育中的所有器官（比如大腦、胰臟……）都有影響。尤其是雙酚 A 做為一種類雌激素，在雄性生殖系統的

發育中起到關鍵作用，這種人工合成物質的暴露，可能會導致男性胚胎無法發育成正常男性，造成流產率增加。其後（在嬰兒出生後）化學物質亦可能通過母乳進一步侵害嬰兒的健康。

### ▌高度工業化的國家和地區出現性別不平衡的趨勢

第一個出現受這類內分泌干擾化學物質危害的例子，是加拿大惡名昭彰的一座工業城市——安吉萬（Aamjiwnaang）。加拿大有四成的化工企業都設在這裡，每年都要產生幾萬噸到幾十萬噸的汙染物，都是可殘害生殖系統的有害物質。從 90 年開始，安吉萬的男嬰出生率就逐漸下降，到 2003 年情況越發嚴重，如今這一地區的男嬰出生率比女嬰少了一半。

安吉萬的例子給我們敲響了警鐘，如果 EDCs 的運用沒有得到很好的控制，接著會出現第二個、第三個「安吉萬」，那麼「男性消失」就不再是個匪夷所思的空談。而實際上這樣的案例也確實是越來越多了。根據統計，全球有 20 多個工業國家男嬰出生率下降，從 1970 年到現在，男嬰數目下降了 300 萬。光是在美國和日本兩國，按正常統計就少了 25 萬「本該」出生的男嬰，而非女嬰。

除了男嬰出生率下降之外，近年越來越多發的隱睪症、睪丸癌等男性生殖系統疾病，也和 EDCs 氾濫有密不可分的關係。如多種常用塑化劑能導致哺乳類動物雄性化退減，出現陰莖變小、睪丸下降不全等問題。它們可能通過母乳，或導管、血包等塑膠材質醫療用品（溶出的塑化劑），流入脆弱的嬰兒體內積累，容易給嬰兒（尤其是早產男嬰）帶來永久性不可恢復的損害。

EDCs 汙染物與人類生殖異常之間的絕對聯繫尚未完全確立，原因很簡單，因為天下沒有母親會願意讓自己的骨肉為科學獻身，充當小老鼠直接做 EDCs 暴露實驗。但也有越來越多在美國、日本和歐洲完成的雄性動物研究證據，表明支持有聯繫的理論，即所謂 EDCs 具有對男性生殖發展特殊的影響。

## ▌涵蓋生活中方方面面的 EDCs

也許你生活在一個環境優美的城市，空氣清新，沒有工業汙染，所以以為那些危言聳聽的 EDCs 危害似乎離自己很遙遠。

但實際上真的是這樣嗎？

紀錄片論述了人們在平時生活中會有多大的可能性接觸到這些內分泌干擾化學物質，以及它們如何滲入人體中。例如危害最惡劣的雙酚A，年產量 70 億噸，是極其普及的塑膠材料——聚碳酸酯的原材料。前文曾提及從 60 年代起，它就被廣泛應用於生產各種水瓶（包括嬰兒用奶瓶）、運動裝備、醫療器械、補牙材料、密封劑、眼鏡鏡片、CD 與 DVD，以及家用電器外殼。

其中以雙酚 A 為原料的環氧樹脂，幾乎被用於所有食品與罐裝飲料包裝的內層塗料。當塑膠製品在被洗滌、加熱、盛載高脂肪含量的食物，或是施加外力的時候，雙酚 A 就會滲入到食物或是水中，然後再進入到人體內。據美國疾病管制與預防中心一項調查發現，6 歲以上的美國人中有 93% 尿液中含有雙酚 A，在生育年齡的婦女體內最多，甚至在母乳、孕婦的血液和臍帶血中都有發現。

另一種危害性比較大的化合物鄰苯二甲酸酯（PAEs），它是塑膠工業中最常見的塑化劑（增塑劑／可塑劑），被普遍應用於玩具、食品包裝材料、醫療用品（如醫用血袋和膠管）、藥丸及營養補品的腸衣、清潔劑、潤滑油，個人護理用品更是有四分之三含有鄰苯二甲酸酯，如香水、眼影、潤膚膏、洗髮精、沐浴乳等，可以說它基本涵蓋了生活中的方方面面。更不要說我們生活中除了這兩種化合物外，還有形形色色上萬種的人工合成化學物質，8 萬多種正在使用的化合物中有多少是內分泌干擾化學物呢？

沒有人知道！所以說，EDCs 氾濫所帶來的危害其實離我們並不遙遠，它們在我們的生活中可說是隨處可見，衣食住行，從早上起床盥洗用的牙膏、牙刷，早餐的包裝袋，到晚上睡覺前會抹的護膚品、噴的香

氛都可能含有人工合成化學物質，這些化合物可能正在慢慢侵害著人們的健康。

## ▌如何收拾殘局？

與這些不可忽視的危害相對應的，是公眾普遍對 EDCs 危害在認知上的缺失，政府態度不明確，公共衛生防護措施缺乏。2008 年加拿大是第一個禁止在食物包裝和奶瓶中使用雙酚 A 的國家，其後澳大利亞、美國部分州和零售商也開始逐步淘汰含雙酚 A 的奶瓶。但由於往往涉及龐大的商業利益，一些權威機構如美國藥監局（FDA）和政府部門的態度始終不明確，只說雙酚 A 的安全性還需要進一步研究，目前還不足以對它採取全面公共衛生措施。

中國疾病控制中心的一些研究員更有趣，認為雙酚 A 已使用了幾十年，並沒有發生任何急性死亡的危險就等同安全。而這還僅僅只是針對含雙酚 A 奶瓶等食物包裝容器而已，和潛藏在我們生活中成千上萬種的人工合成化合物大軍相比，這些措施還都只是杯水車薪。

也許正如紀錄片中開篇所說的那樣──

我們在鐵達尼號上看見了冰山，卻已經無法回頭。
過去 50 年我們創造了大量化合物卻沒有去控制；
而未來 50 年，我們如何去收拾殘局，已成為迫在眉睫的問題。

# 結語

　　從一開始只是用三個月時間完成，大約 2 ～ 3 萬字左右，打算在香港出版的「少字」初稿，到最後幾次增刪、調整架構，花了差不多四年才寫完的更詳盡版本，說把書完成，其實又不完全正確，因為想要寫的東西實在是太多了。

　　和其他出過書的朋友分享寫作經歷，他們所關心的，除了離不開必問的何時完工出版，以及說笑的索要簽名版本外，最多人提及的是怕我書中有些「口不擇言」的內容，可能會惹上法律責任和得罪我的客戶。老實說，我的確有所避忌，幾經三思後，有些潛在爭議影響極大的內容，還是不得不暫時收起，如果日後有機會加印甚至出版第二冊，或許有些更敏感的內容可以在下回分解，但幸好這並沒有違背了我的寫作目的，那就是——教育市民大眾，而非「爆料」。

　　忘記了是哪位哲學家還是思想家的一段話，大概意思是「悲觀者和樂觀者的主要分別，在於悲觀者擁有的資訊比樂觀者多」。讀者或許都覺得我是前者，因為認為我知道的 EDCs 資訊比一般人多，而又眼見每天這些潛在災害分分秒秒地發生在大眾包括自己身上，避無可避！出奇的我倒沒有，熱愛歷史的我，從來都發現歷史出現過去的災難，人類最終都會自我修正，只是時間長短的問題。眼見我和同事所做的事，能夠在這個修正過程中用上科技出謀獻策，為社會做點事情，反而已經感到非常榮幸。

　　過去幾年，因工作關係參加不少有關 EDCs 的國際會議，有時亦有幸被邀請為主講者之一，尤其是在歐洲，我這位在與會者中算是極少數沒有 PhD

（博士頭銜）的傢伙，經常被主持人介紹為占美教授（Professor Jimmy），占美是我的洋名，「發了水」的頭銜每次都使我有點尷尬。這些學術會議上出席的科學家，很多都是世界一流、重量級的科學界人物，他們在會中發表內分泌干擾化學物質的研究，講的是與全球息息相關的大事，但可惜您不會在那裡看到帶著照相機的記者和起草立法的政客。

因為不少科學家慣用的語言都好像來自外太空，一般人根本聽不明白，又怎會引起主流人士的興趣呢？結果那些「奧斯卡」級數的會議就因此淪為行內人自己的獨腳戲場所，我之前也曾不時犯上同樣的毛病，對著行外人用上太多科學術語，幸得智者、好友的提醒，希望出版此書能夠在鴻溝當中填補一點點。

不知道為什麼，每次想轉發外國有關於 EDCs 在衣食住行的實用資訊給中國大陸的朋友，連結總是不那麼暢順，筆者一直深感抱歉，未能滿足他們的好學心，我已計畫準備把若干數目的書本送給你們，希望書中的資訊能對大家有價值，進而引發思考。

| 女性 | 男性 |
| --- | --- |
| 乳癌 | 前列腺癌 |
| 子宮癌（不包括病毒性引起的） | 睪丸癌 |
| 卵巢癌 | 精子數量與品質下降 |
| 甲狀腺癌 | |

在翻頁致謝前，我有一個小小的請求。曾經罹患（或剛確診）上表所列疾病，或有相關家族病史的朋友，請把此書送一本給您的醫生，書中很多內容他們在醫學院學習時未必看過。希望他們讀完後，至少會在預防疾病上把您照顧（和建議）得更好，我說「希望」，因為歷史總是告訴我們，有為數不少的專業和高知識份子會選擇相信如「香煙尼古丁無害」或「含鉛汽油安全」等宣稱。

最後祝各位讀者身體健康！

# 致謝

此書能成功出版，要感謝的天使實在太多了。首先謝謝出版社總編靖卉和主編淑華的厚愛，不僅在當初對本書題目表示興趣，也為我只有「半桶水」的中文寫作重新賦予文字力量和靈魂。

此外，感謝替我賣力引介台灣出版社的誠品 Clark 麥理士；幫我書中部分文字內容出謀獻策的幾位暑期實習生，包括我英國劍橋大學的學弟妹 Arica 陳思樺、Victor 黃賢瑋，加拿大英屬哥倫比亞（UBC）大學的 Johnson 何俊生，香港大學醫學院的 Juno 羅駿和來自瑞典的俊男 Martin Stenberg。

而對於同事歐洲及英國註冊毒理學家（ERT）陳雪平博士、Eric 陳子翔、Jeffery 章子豪，瑞典卡羅林斯卡醫學院（Karolinska）Ian Cotgreave 教授、洛桑理工學院（EPFL）Stefan Meyer 博士、比利時魯汶大學（KU Leuven）Peter de Witte 教授、香港城市大學鄭淑嫻教授、前世界衛生組織（WHO）食品安全主任 Jørgen Schlundt 教授、周壯群醫生、營養師李杏榆女士和麻省大學的 Kathleen Arcaro 教授，為我的科學知識和寫作題目提供幫助與靈感，並且包容我因寫作而偶爾怠慢了日常工作，也要衷心致上最誠摯的謝意。

最後還要感謝家人的體諒和支持。寫作期間，週末假日常常疏於陪伴家人，謝謝您們的包容，當我獨自在辦公室寫作的夜晚，您們是鼓舞我寫這本書最大的動力。

# 小魚親測報告

嚴測產品

✕

健康生活

特·別·收·錄

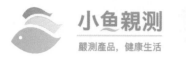

嚴測產品，健康生活

2017 年 5 月，總部位於香港的水中銀（國際）生物科技有限公司（「水中銀」）宣布應用全球獨家「轉基因鯖鱂魚」及「斑馬魚」胚胎毒性測試技術於日常食用品及護膚品，發布全球首個以生物測試 Testing2.0 技術作產品檢測的消費品安全資訊平台——「**小魚親測**」（網址：**www.fishqc.com**），當中的「轉基因鯖鱂魚」胚胎毒性測試技術就是針對產品中雌激素活性測試。藉此提高市面產品安全的透明度，讓大眾透過客觀的科學檢測數據作出更安全的購買選擇。

前文提到符合傳統 1.0 測試方法及法規是消費品進入市場的最基本要求。「小魚親測」以消費者身分，定期在大型超市、連鎖店、網上貨架抽樣購買不同類型的食、用品，以生物測試技術 Testing 2.0 進行檢測，把產品檢測結果安全屬性分為三類：綠魚—黃魚—紅魚，讓消費者易於識別貨架上產品的安全屬性。

參考歐盟、世界衛生組織、經濟合作與發展組織，以及包括美國、日本及中國等多個國家與國際安全標準，「小魚親測」透過同類產品橫向比較：

- 綠魚代表「品質卓越」，產品於急性、慢性毒檢測及禁用成分篩查中表現理想，消費者可以安心選購；
- 黃魚代表「基本合格」，產品於急性、慢性毒檢測及禁用成分篩查中基本合格，消費者選購時需要審慎；
- 紅魚代表「有待改善」，產品於急性、慢性毒檢測及禁用成分篩查中存在一項或多項未達標準，建議消費者選購時需特別謹慎。

## ■ 三色小魚如何定義？

### 綠色小魚　品質卓越

獲得綠色小魚的產品，消費者可以安心購買。
檢測樣本在鯖魚將魚胚胎慢性毒物測試中，符合參考世界衛生組織（WHO）的安全指引；在斑馬魚胚胎急性毒物測試中，高濃度測試時魚胚胎死亡率低於50%；在成分篩查中，沒有查出任何禁用成分和潛在風險成分。

慢性毒物測試☑
急性毒物測試☑
成分篩查測試☑

**品質卓越**

### 黃色小魚　基本合格

獲得黃色小魚的產品，消費者購買時要謹慎。
檢測樣本在鯖 魚胚胎慢性毒物測試中，符合參考世界衛生組織（WHO）的安全指引；在斑馬魚胚胎急性毒物測試中，標準濃度測試時魚胚胎死亡率低於50%；在成分篩查中，沒有查出任何禁用成分，但有潛在風險成分。

慢性毒物測試☑
急性毒物測試☑
成分篩查測試☑

**基本合格**

### 紅色小魚　有待改善

獲得紅色小魚的產品，建議消費者購買時特別謹慎。
檢測樣本在鯖 魚胚胎慢性毒物測試中，不符合參考世界衛生組織（WHO）的安全指引，或魚胚胎在標準濃度下死亡率高於50%；在斑馬魚胚胎急性毒物測試中，標準濃度測試時魚胚胎死亡率高於50%；在成分篩查中，有查出禁用成分。

慢性毒物測試☒
急性毒物測試☒
成分篩查測試☒

**有待改善**

## 鯖鱂魚胚胎慢性毒物測試

　　水中銀將獲得諾貝爾獎的綠色螢光蛋白基因轉入鯖鱂魚胚胎中，進行超過 10 代的繁殖和維護，並應用其胚胎建立了雌激素當量（EEQ）測試，用於篩查類雌激素這一大類慢性毒物。在這個測試中，樣本經專利保護的水中銀樣本前處理技術提取後，應用同樣受專利保護的轉基因鯖鱂魚自由胚胎進行測試。根據螢光強度量化產品的類雌激素濃度，類雌激素活性越強，光線就越強，進而依據世界衛生組織（WHO）和聯合國糧農組織（FAO）關於雌激素的安全指引，對測試樣本的消費安全性進行風險評估。此技術可以識別包括但不限於農藥、獸藥、抗生素、激素、塑化劑、有機持續汙染物等在內的類雌激素化學物質。

## 斑馬魚胚胎急性毒物測試

　　斑馬魚胚胎測試技術榮登世界頂級科學雜誌《Nature》封面文章。維康桑格研究所（Wellcome Sanger Institute）研究結果指出，斑馬魚和人類致病相關基因相似度高達 84%。斑馬魚具有和人類功能相同的器官組織（如心臟、血管、肝臟、腎臟、胰臟及神經系統等），以及和人類高度一致的生理反應，已證明能夠篩選超過 1,000 種有毒化學品，被廣泛應用於藥品的安全性與功效評估。因此，對斑馬魚胚胎有毒的物質，對人類也極可能有害。當遇到有害物質，魚胚胎會異常，如頭部或尾部出現腫瘤、心臟水腫，嚴重情況是魚胚胎直接死亡。

　　樣本產品完成前處理後會應用優化版的 OECD TG 236 標準方法進行斑馬魚胚胎測試，以找出導致一半測試斑馬魚胚胎死亡的濃度（半致死濃度，LC50）。

## 產品成分篩查

　　水中銀透過後台獨有的成分篩查演算法，與美國食藥局、歐盟、日本、中國食藥局、糧農組織和世衛組織的食品法典（CODEX Alimentarius）等相關標準進行成分比對，進一步增強市售產品安全性。

產品不得含有被以下政府或相關管理部門禁用的材料，包括已證實會引起併發症、生態毒性或經科學安全評估證明造成汙染的化學物。有關政府、相關部門及條例如下：

- 美國食品藥品監督管理局〈在食品、藥物、化妝品和醫療設備中使用的顏色添加劑概要〉和〈禁用與限制成分〉，以及〈食品添加物狀況列表（EAFUS）〉。
- 歐盟委員會第 1333/2008 號、1223/2009 號、1129/2011 號和 1130/2011 號，以及歐盟化學品管理局高度關注物質（SVHC）列表（2017）。
- 中國國家食品藥品監督管理總局〈化妝品安全和技術標準〉（2015）及〈食品安全標準：食品添加劑使用標準〉（GB2760-2014）。
- 日本〈化妝品標準〉（2000）及〈食品添加物使用標準〉（2017）。
- 糧農組織和世衛組織〈食品法典〉。

◆ ◆ ◆

2017 年「小魚親測」平台共發布 12 期檢測報告，當中包括食用油、BB 霜、即溶咖啡、防曬乳、嬰兒產品、護唇膏、牛奶、冰淇淋及面霜、口紅等產品，現階段只公布獲得綠色小魚的產品，主要是為了表彰那些品質卓越的品牌。提供這些報告目的是給業者提供更多有用的諮詢與洞察，讓他們透過測試結果，了解在供應鏈中的機會與弱點，用領先的技術與科學數據幫助他們行動起來，進一步提升產品安全，同時亦滿足了消費者能按照綠色小魚榜單購物的需求。以下收錄其中七期與本書內容比較相關和有趣的產品報告，提供大家參考。

食用油的選擇直接影響一個家庭的健康，你選對了嗎？

# 食用油

　　食用油是我們每天飲食生活不可或缺的一部分。經歷過餿水油事件，「小魚親測」首個檢測項目就挑上食用油。從香港大型超市百佳、惠康、一田百貨，大昌食品市場、AEON、City'Super、Fusion 及 Market Place by Jasons 購回 115 款食用油，裡面包含了在地及國際知名品牌如刀嘜、百益、獅球嘜、加利奧等，分別來自香港、中國內地、義大利、美國。此份報告顯示測試的 115 款食用油品牌當中，有 49 款產品測試結果為綠魚、23 款產品為黃魚、43 款產品為紅魚。

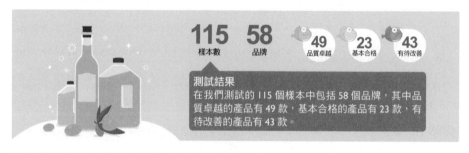

```
115        58          49       23        43
樣本數      品牌       品質卓越   基本合格   有待改善

測試結果
在我們測試的 115 個樣本中包括 58 個品牌，其中品
質卓越的產品有 49 款，基本合格的產品有 23 款，有
待改善的產品有 43 款。
```

48 款食用油安全榜單查看網址：https://goo.gl/T3kwsU

## ■ 在各樣本中，椰子油、橄欖油、亞麻籽油、菜籽油及芝麻油表現較差

　　在測試常見的 14 款食用油品時，發現一直很受推崇的椰子油、橄欖油、亞麻籽油、菜籽油及芝麻油表現均低於平均水準。受測試的 5 款椰子油，只有 1 款（20%）為綠魚，2 款（40%）為黃魚，2 款（40%）為紅魚；另外，

在測試的 44 款橄欖油中，只有 7 款（16%）為綠魚，7 款（16%）為黃魚，30 款（68%）為紅魚；至於亞麻籽油、菜籽油及芝麻油，所有測試產品均為紅魚。

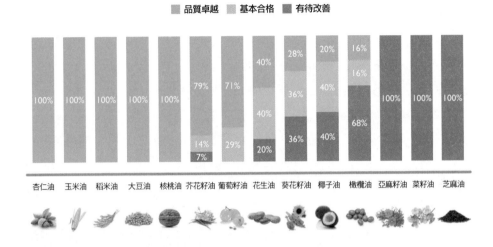

## 歐洲生產的食用油表現最差

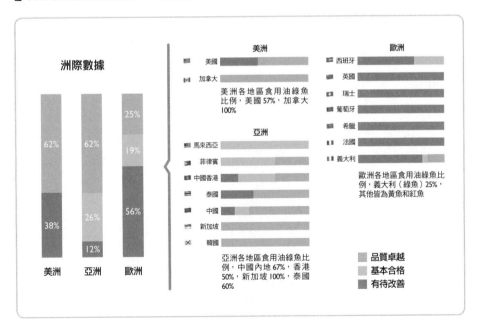

在產地表現中，歐洲地區生產的食用油表現最差，多達半數（56%）產品為紅魚，綠魚則佔25%；亞洲的表現較其他地區為佳，以香港為例，約兩成產品為紅魚，五成以上產品達綠魚級別，消費者可安心選購。

## ▌價格昂貴的食用油並不等於更安全

測試的115個樣本中，價格的中位數為87.4港元/升（約台幣336元/升）。其中，價格高於130港元/升的40個樣本中，有6款為綠魚，5款黃魚，29款紅魚；價格在50～130港元/升的31個樣本中，有13款為綠魚，8款黃魚，10款紅魚；價格在50港元/升以下的44個樣品中，有30款為綠魚，10款黃魚，4款紅魚。最便宜的油為15港元/升；最昂貴的一款油產自義大利，價格為2,084港元/升，相差將近140倍。

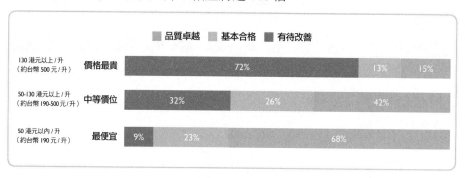

## ▌食用油的常規測試方法與指標存在局限

現有法規中針對食用油一般檢測指標為：苯駢芘（BaP）、黃麴毒素（total aflatoxin）、酸價（acid value）、過氧化值（peroxide value）、總極性物質（total polar material）、重金屬（heavy metals）：砷（As）、鎘（Cd），鉻（Cr）、汞（Hg）、鉛（Pb）、銻（Sb）、鋅（Zn）。

然而，食用油中可能存在一些現有恆常檢測指標中沒有提及，但對人體健康有害的物質：高毒性油脂氧化產物（Toxic lipid oxidative derivatives）、農藥（Pesticides）、植物毒素（Phytotoxins）、防腐劑（Preservatives）。而小魚親測所採用的領先生物測試技術 Testing2.0 能夠覆蓋以上指標。

【事件回顧】2014年轟動全球的劣質油事件，香港食物安全中心檢取46個高危和可能受汙染的食物與豬油樣本進行測試，測試結果全部合格；而台灣檢查的餿水油（強冠公司使用廢棄食用油做為香豬油原料），衛福部檢測也合格。國立台灣大學公共衛生學院院長陳為堅抨擊政府只檢驗常規專案，回收油中含有許多致癌物質無法被發現。台大食品科技研究所榮譽教授孫璐西、台大醫院腎臟科主治醫師姜至剛、屏東美和科大副校長兼食品營養系教授陳景川、高醫毒物室主任陳百薰等人直言抽驗的方式有失周全，油品中可能存有其他未知的有害物質，建議改變檢驗方式。台灣食公所曾在市面得到一批已知樣本（其中55%為劣質油），透過小魚親測（水中銀技術支持）的魚胚胎毒理生物檢測技術進行檢測，測試結果顯示和油樣本資訊100%吻合，有效鑒別出劣質油品。

此次抽樣檢測，水中銀在貨架上買到兩款過期的食用油，其中一款為紅魚，檢測結果顯示其毒性比部分已知餿水油還要高。

## ■ 食用油小知識：

《中國居民膳食指南》建議成年人每天攝取油量應為20-25g，然而我們實際攝取甚至超過49g，將近標準的兩倍。

在燃燒的油鍋中加入常溫食用油可以滅火。

人體包含六大營養物質，通常必需脂肪酸總量的70%來自食用油。

食用油是蟑螂的最愛。

食用油反覆使用3次，致癌物提高約10倍。

根據世界衛生組織、中國營養學會建議，6個月以上的嬰兒可少量攝取核桃油、橄欖油、花生油以及芝麻油。

## ■ 更多食用油小科普：

### 烹調時，發煙下菜是大忌

中式炒菜喜好高溫度，油脂在高溫下會發生多種化學變化，油煙是最壞的產物之一。油煙中的丙烯醛具有強烈刺激性，易催淚，吸入人體會刺激呼吸道，引發咽炎、氣管炎、肺炎等。

### 同一類型的食用油，顏色越淡，精煉度越高

油的純度直接影響其顏色深淺，油的主要成分甘三脂是無色透明的，使食用油顯黃色的是葉綠素（脫鎂）、胡蘿蔔素、植物甾醇、磷脂等。如果是同一類型植物油，顏色淺的相對有優勢，但不排除有故意進行脫色處理。

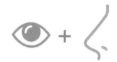

### 「4看1聞」挑選品質優良的食用油

消費者可透過「看色澤、看透明度、看有無分層現象、看標示的品質等級、聞氣味」的方式挑選食用油。品質優良的食用油色澤較淺、無混濁物、無分層現象，開封後沒有酸敗味、溶劑味。

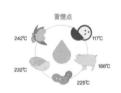

### 玉米油、花生油以及淡橄欖油都比冷壓椰子油適合高溫煎炸

油的發煙點與其精煉程度有關，精煉程度越低，多元不飽和脂肪酸含量越高，發煙點越低，且不耐熱。動物油、花生油、玉米油以及淡橄欖油是含飽和脂肪酸較高的油品，化學性質穩定，不易起油煙，適合高溫煎炸。

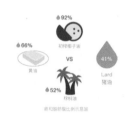

### 過量飽和脂肪酸會增加冠心病風險

油的純度直接影響其顏色深淺，油的主要成分甘三脂是無色透明的，使食用油顯黃色的是葉綠素（脫鎂）、胡蘿蔔素、植物甾醇、磷脂等。如果是同一類型植物油，顏色淺的相對有優勢，但不排除有故意進行脫色處理。

### 食用油也會怕光怕熱

食用油應該採用避光深色玻璃瓶儲存，並遠離爐灶擺放。食用油長期與陽光接觸會氧化變質，長時間受熱會分解出亞油酸，與空氣中的氧發生化學反應，產生醛、酮和其他有毒物質，食用這種油會出現噁心、嘔吐、腹瀉等症狀。

### 食用油低溫結晶是正常現象

食用油之所以會結晶，與其熱熔性能不同有關。一般說來，飽和脂肪酸含量越高的食用油就越容易凝固。當溫度低於凝固點時，油品就會結晶、凝固，出現絮狀、小顆粒、「沉澱」或全部凍結等現象，但凍結絲毫不影響口感和品質，只要放在溫暖的室內，就會恢復到原來的清澈狀態。

### 6個月以上嬰兒適量吃食用油可促進腦部發育

根據世界衛生組織、中國營養學會有關嬰幼兒膳食營養的要求，6個月以內的嬰兒最好的食物是母乳，而6個月以上嬰兒可少量攝入核桃油、橄欖油、花生油以及芝麻油，但大豆油、葵花籽油、動物油慎吃。

### 品質高的植物油可卸妝

古代中國人用豬油、凡士林卸妝，現今卸妝油是「以油溶油」，溶解彩妝中添加的防脫妝成分。人的皮膚中，含有大量不飽和脂肪酸，而植物油中的油酸可加大皮膚保濕力度，亞油酸可以修復肌膚屏障，亞麻油酸則可以增強肌膚彈性，延緩衰老。

你用的 BB 霜安全嗎？遮瑕或留瑕就看你的選擇

# BB 霜

時下男女對於美容的追求層次極高，即使本身膚質年輕通透，亦日漸對美容化妝品產生依賴。BB 霜能夠呈現多元美顏功效，自推出後便迅速成為女性美妝品的顏值保證。而令各位女神愛不釋手的氣墊 BB 霜，其品質對臉部肌膚修飾具有關鍵性的掌控作用。

以市售 43 款暢銷 BB 霜及氣墊 BB 霜進行檢測，當中包含國際知名品牌如 YvesSaintLaurent、M.A.C.、Dior、Innisfree、SKII、Laneige、Shisheido 以及雪肌精、 雪花秀等。結果顯示，在樣本安全測試中，有 24 款顯示代表品質卓越的綠魚、1 款為基本合格的黃魚、18 款為有待改善的紅魚。有國際知名 BB 霜品牌被驗出高濃度類雌激素，其中含量最高的樣本，每克接近一粒避孕藥。另外，從這份報告中也發現，大多數標有防曬係數（SPF）的樣本，SPF 數值越高，未能通過安全測試的樣本數目亦會相對提高，民眾在選購時須加倍留意。

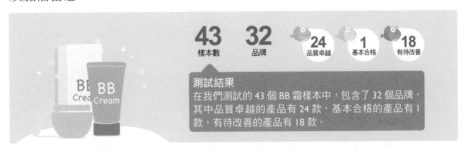

**43** 樣本數　**32** 品牌　**24** 品質卓越　**1** 基本合格　**18** 有待改善

**測試結果**
在我們測試的 43 個 BB 霜樣本中，包含了 32 個品牌，其中品質卓越的產品有 24 款，基本合格的產品有 1 款，有待改善的產品有 18 款。

26 款 BB 霜安全榜單查看網址看：https://goo.gl/nCkUUt

## ▌國際知名品牌 BB 霜被檢出高含量類雌激素，最高 1 克接近一粒避孕藥

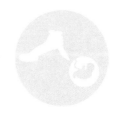

這次抽檢樣本中，某些國際知名品牌 BB 霜被檢出高含量類雌激素，其中某款檢測結果發現其類雌激素含量高達 8,400 納克／克，1 克的含量接近一粒避孕藥（類雌激素含量為 10,000 納克）。換言之，塗抹 1 克 BB 霜，所攝入類雌激素就超過世界衛生組織所指引每日可攝取量的 10 倍。世界衛生組織與聯合國也表示，這類物質可能引發人體各種疾病，如癌症、生殖能力下降、神經系統紊亂、兒童性早熟及糖尿病等。

這項實驗的結果，讓人震驚，亦無法想像長期使用含高濃度類雌激素的 BB 霜，將會對人體健康構成多大的威脅。

## ▌中等價格產品性價比更高

就價格而言，購回的 43 款樣本當中，價格的中位數為 9 港元／克（約台幣 35 元／克）。價格最低為 1.9 港元／克，最高為 34.3 港元／克，相差 18 倍。

其中，價格在 3.6 港元／克以下的樣本，綠魚僅佔 4 個（29%），黃魚佔 1 個（7%），紅魚比例高達 9 個（64%）；價格範圍在 3.6～9.5 港元／克的樣本，綠魚佔 13 個（87%），紅魚僅 2 個（13%）；價格在 9.5 港元／克以上的樣本，綠魚和紅魚各佔 7 個（50%）。

總括而言，大部分低價 BB 霜的品質未臻理想，建議消費者選購時要特別謹慎；高價 BB 霜好壞參半，即使知名昂貴品牌亦未必能夠如實反映，消費者要審慎留意；反之，價格中等的樣本，在這次檢測中表現較優。

■ 品質卓越　　基本合格　　有待改善

**價格最貴**
9.5 港元／克以上（約台幣 37 元／克）

價格在 9.5 港元／克以上的樣本，綠魚和紅魚比例各佔 50%。

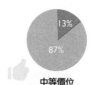

**中等價位**
3.6-9.5 港元／克（約台幣 14-37 元／克）

價格範圍在 3.6-9.5 港元／克的樣本，綠魚佔 87%，紅魚僅 13%。

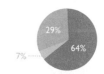

**最便宜**
3.6 港元／克以下（約台幣 14 元／克）

價格在 3.6 港元／克以下的樣本，綠魚僅佔 29%，黃魚佔 7%，紅魚比例高達 64%。

## 品牌起源地，各洲表現平均

就品牌生產地，亞洲與歐美相比表現較佳，半數或以上的亞洲品牌被列入綠魚，統計綠魚佔 15 個（58%），黃魚 1 個（4%），紅魚 9 個（38%）。其中，日本出產的 BB 霜樣本，綠魚比例高達 88%；而韓國出產的樣本，綠魚比例亦高於 80%。

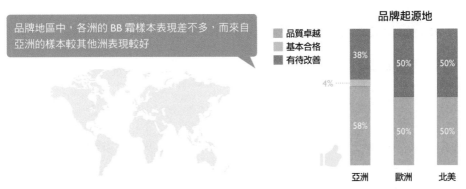

品牌地區中，各洲的 BB 霜樣本表現差不多，而來自亞洲的樣本較其他洲表現較好

**品牌起源地**

品質卓越　基本合格　有待改善

- 亞洲：38% / 4% / 58%
- 歐洲：50% / 50%
- 北美：50% / 50%

## 同類型產品安全性檢測，結果顯示無明顯差別

市面上與 BB 霜同類型產品有 CC 霜和 DD 霜等，而這次也同時對同類產品進行檢測。功效上，BB 霜注重遮瑕，CC 霜注重提升膚色亮澤，DD 霜則注重抗衰老。檢測結果發現三種類型的產品在綠魚、紅魚比例上數值相當。因此，BB 霜、CC 霜和 DD 霜在功能及安全性上實質相差不大。

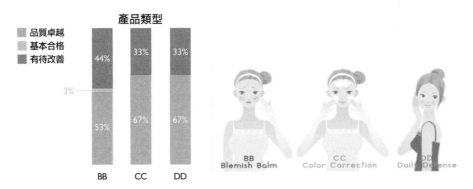

**產品類型**

品質卓越　基本合格　有待改善

- BB：44% / 3% / 53%
- CC：33% / 67%
- DD：33% / 67%

BB Blemish Balm　　CC Color Correction　　DD Daily Defense

## SPF 指數上升，產品安全係數明顯下降，防曬效果 SPF30 以上未必遞增

根據美國環境保護署的指引：「SPF 15 的防曬乳能遮擋 93% 的 UVB（中波紫外線）；SPF 30 的防曬乳能遮擋 97%；而 SPF 值為 45 的產品則可以遮

擋 98%。」因此，並非 SPF 指數越高，防曬的效果越顯著， SPF30 以上的防曬效果幾乎沒有太大分別。

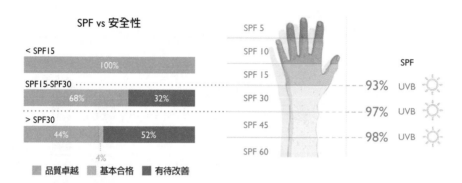

SPF vs 安全性

| | | |
|---|---|---|
| < SPF15 | 100% | |
| SPF15-SPF30 | 68% | 32% |
| > SPF30 | 44% | 52% |
| | 4% | |

■ 品質卓越　■ 基本合格　■ 有待改善

SPF 5
SPF 10
SPF 15 ----- 93% UVB
SPF 30 ----- 97% UVB
SPF 45 ----- 98% UVB
SPF 60

但在品質檢測中，發現 SPF15 以下的綠魚佔 100%；SPF15-SPF30 的綠魚佔 68%，紅魚佔 32%；SPF30 以上的綠魚僅佔 44%，黃魚 4%，紅魚 52%，高於綠魚比例。顯然，隨著 SPF 指數的上升，安全係數明顯下降，建議消費者選購 SPF 值在 30 以上的 BB 霜要特別謹慎。

## ■ BB 霜小知識：

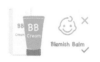

BB霜裡沒有「寶寶」，BB是 Blemish Balm 的縮寫，即傷痕保養的意思。源自德國，後來韓國將其改良並發揚光大！

BB霜最早用於醫學上，獨得需要接受雷射治療者的寵愛。

BB霜自曾祖輩演化至今共四代。曾祖父名叫傷痕保養霜，爺爺叫保養霜，爸爸叫 BB霜，已名揚四海的孫兒叫氣墊霜。

自古以來，美容事業的發展從未間斷。米粉和鉛粉是古代人遮瑕的殺手鐧，BB霜則是現代人對付瑕疵的秘密武器。

比較同類型產品，BB霜是最佳遮瑕聖手，CC霜利於提高膚色亮澤，DD霜抗衰老最有效。

歐爸（oppa）的日常：在韓國，接近1成男性每天使用 BB霜。

# ■ 更多 BB 霜小科普：

**價格便宜的BB霜在安全測試中表現相對惡劣，選購時須謹慎**

這次樣本檢測數據顯示，低價格範圍樣本（<3.6港元/克）的安全係數較低，綠魚僅佔29%，紅魚比例卻高達64%。因此，建議消費者購買便宜的BB霜要謹慎。

**推開BB霜的正確方式：「點」塗**

塗BB霜時不能隨意塗抹，否則不容易推勻。先擠出珍珠大小的BB霜，利用指尖在額頭、鼻尖、下巴、顴骨等部位「點」開，均勻塗抹，效果更輕薄。

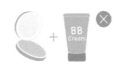

**不能和粉底混合用**

BB霜是萬用產品，很多BB霜的成分都包含遮瑕、美白及提升肌膚亮澤的功效，不再需要粉底做過多修飾，也不能與粉底混合使用，對皮膚造成隱形的傷害。

**買BB霜很重要的一點就是要看色號**

挑選BB霜色號時，要用臉部及頸部的皮膚做比較，而不是用手上的皮膚。因為手上皮膚顏色與臉部的還是有些差異。

**用完BB霜後必須卸妝**

現在很多BB霜產品都是提取植物精華，天然無害，但它畢竟還是一款化妝產品，長期使用而忽略清潔工作，容易導致毛孔堵塞，引發痘痘症狀，所以使用後必須卸妝。

**臉上有痘痘時慎用**

BB霜是一款多功能的彩妝產品，痘痘肌膚使用會加重毛孔負擔，使毛孔中油脂堵塞程度更甚，加重痘痘的症狀，使其發展成為膿皰。

**膚色提亮可選用氣墊BB霜**

氣墊BB霜是一種海綿氣墊式冷凝霜，粉撲上分布著近百萬微氣孔，輕壓可將粉狀質地瞬間霧化，使凝霜變得細膩柔滑，加上帶有美白保養成分，透過粉撲霧化後上妝能提升膚色亮澤。

**男生可選擇專用BB霜**

男士BB霜顏色較深，質感偏啞光，更注重控油保濕。購買時選跟自己膚色最接近的色號即可，如果想要看起來更陽剛，可以選擇深一號的BB霜。

**BB霜喜歡「藏」在氣墊裡**

用來儲存霜體的海綿是夾心結構，內含鎖水網格，維持霜體的水潤度。但網格會對阻隔霜體擠出，使BB霜「躲藏」起來。當使用時感覺難以按壓出粉霜，可將海綿取出，翻轉並放回原處，就能輕易找出「藏」起來的BB霜了。

提神只是心理作用，即溶咖啡可能只含極少量咖啡成分

# 即溶咖啡

　　近年來咖啡熱潮風靡全球，不單成為飲食文化的新指標，更被喻為身分的象徵。然而，連鎖店咖啡售價始終較即溶咖啡昂貴，且即溶咖啡的口味不斷推陳出新，沖調方便，不少咖啡族也愛當「咖啡調配師」，在辦公室或家中自行沖調。可是在選擇即溶咖啡產品時，民眾往往忽略了它裡面一系列添加成分，攝取過量有機會構成健康風險。有鑑於此，水中銀從超市（百佳、惠康、City'Super）及網上平台（京東、天貓）採購了 11 個品牌，共 30 款暢銷即溶咖啡樣本做魚胚胎毒性檢測，當中包含了星巴克（Starbucks）、雀巢（Nestlé）、麥斯威爾（Maxwell）等知名品牌。結果顯示，30 個樣本中有13 款顯示為綠魚、7 款為黃魚、10 款為紅魚。

　　就整體安全而言，東南亞生產的即溶咖啡品牌比歐美差；即溶泡沫咖啡（Cappuccino）的整體安全性最低，過半數樣本未能通過安全測試。另外，結果亦發現，即溶咖啡的平均毒性比連鎖店咖啡高出 1.8 倍，但部分測試樣本中的咖啡含量只佔總成分 5 ～ 9%，並不是致毒源頭，推斷其毒性主要來自其餘九成的飲品添加劑，包括穩定劑、乳化劑、抗結塊劑、調味劑等。

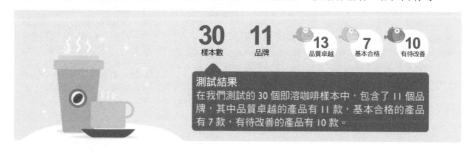

**30** 樣本數　**11** 品牌　**13** 品質卓越　**7** 基本合格　**10** 有待改善

**測試結果**
在我們測試的 30 個即溶咖啡樣本中，包含了 11 個品牌，其中品質卓越的產品有 11 款，基本合格的產品有 7 款，有待改善的產品有 10 款。

13 款即溶咖啡安全榜單查看網址：https://goo.gl/y2tbfa

### ▌ 品牌所在地中，東南亞品牌樣本的品質令人擔憂

以品牌所在地來看，東南亞（馬來西亞、越南）品牌的樣本表現令人擔憂：9 個樣本中，綠魚佔 2 個（23%），黃魚佔 4 個（44%），紅魚則佔 3 個（33%）；東亞地區（日本、韓國）品牌的樣本表現亦不樂觀：檢測 5 個樣本，綠魚和紅魚均佔 2 個（40%），黃魚佔 1 個（20%）；歐美地區（瑞士、德國、美國）品牌的樣本情況較好：16 個樣本裡面，綠魚佔 9 個（56%），黃魚佔 2 個（13%），紅魚佔 5 個（31%）。

■ 品質卓越　■ 基本合格　■ 有待改善

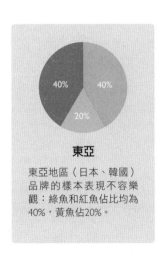

**東亞**

東亞地區（日本、韓國）品牌的樣本表現不容樂觀：綠魚和紅魚佔比均為40%，黃魚佔20%。

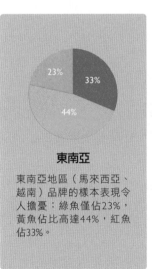

**東南亞**

東南亞地區（馬來西亞、越南）品牌的樣本表現令人擔憂：綠魚僅佔23%，黃魚佔比高達44%，紅魚佔33%。

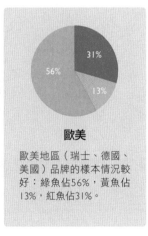

**歐美**

歐美地區（瑞士、德國、美國）品牌的樣本情況較好：綠魚佔56%，黃魚佔13%，紅魚佔31%。

### ▌ 樣本的原料產地中，東南亞地區的成績依然墊底

檢測抽取原料產地在東亞（中國、日本、韓國）、東南亞（越南、馬來西亞、泰國）、南美洲（厄瓜多爾、哥倫比亞）、歐洲（英國、德國）四

個地區的樣本。結果發現，東亞地區的樣本中綠魚佔 43%，黃魚僅 7%，紅魚高達 50%；東南亞地區的樣本中綠魚佔 30%，黃魚佔 40%，紅魚則佔 30%，總體成績較東亞地區更不理想；南美洲地區的樣本中綠魚和黃魚比例各佔 50%；歐洲地區表現卓越，綠魚率達 100%！

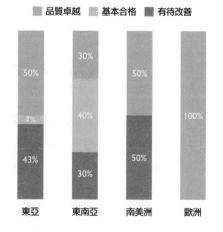

■ 品質卓越　　■ 基本合格　　■ 有待改善

東亞：50%／7%／43%
東南亞：30%／40%／30%
南美洲：50%／50%
歐洲：100%

---

**咖啡小科普　咖啡最理想的種植環境**

　　北緯 25 度到南緯 30 度之間最適合種植咖啡樹；溫度介於 15 ～ 25℃，全年降雨量約 1000 ～ 1800 毫米；日光是不可或缺的，但全日強光會妨礙開花結果，因此需要適當的遮蔭；咖啡種植要求土地排水良好，含火山灰質的肥沃土壤為佳；海拔 800 ～ 1200 公尺最為適合，而且需要靜風的環境。

◆ ◆ ◆

　　生產地區當中，東亞及東南亞地區的整體環境算是比較適合種植咖啡，但綠魚品質卻低於較不適合種植咖啡的歐洲。

## ■ 即溶咖啡平均毒性較連鎖店咖啡高

　　在急性毒物測試中，即溶咖啡的毒性高於連鎖店咖啡。從兩種品類咖啡的製作過程可推斷，當中的一些成分產生了毒理反應，導致品質受損。

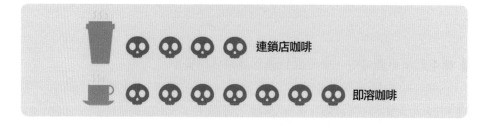

連鎖店咖啡

即溶咖啡

### 你在喝的即溶咖啡，也許並不是咖啡

大部分樣本僅含有 9% 或更少量咖啡，只有個別樣本的咖啡含量達 100%。而且即溶咖啡中含有大量食品添加物，包括奶精、乳化劑、穩定劑等。

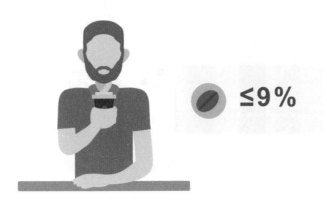

【事件回顧】日本藥學博士三宅美博、古野純典等多位學者對日本人飲用即溶咖啡與濾泡式咖啡對膽固醇的影響，展開長達六年的研究，並選定 4,587 人為研究對象，發現傳統式濾泡咖啡不會影響膽固醇濃度，但是喝即溶咖啡則會明顯提高總膽固醇濃度及低密度脂蛋白。這可能是由於即溶咖啡或三合一咖啡添加了大量的糖和奶精。

由少量咖啡及大量添加物混合而成的飲品，早已破壞咖啡的原風貌。也許，手中的即溶咖啡，準確來說只是一杯即溶熱飲。

### 添加物數量或許是影響咖啡品質的因素之一

即溶咖啡的樣本檢測結果顯示，泡沫咖啡表示品質卓越的綠魚佔比只有 29%，基本合格的黃魚佔 14%，有待改善的紅魚則佔 57%。

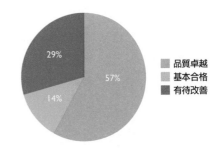

品質卓越
基本合格
有待改善

經數據分析後，發現即溶的泡沫咖啡中含添加物成分達 15 種，遠高於其他品類。因此，添加物數量越多，越有可能對咖啡品質造成負面影響。

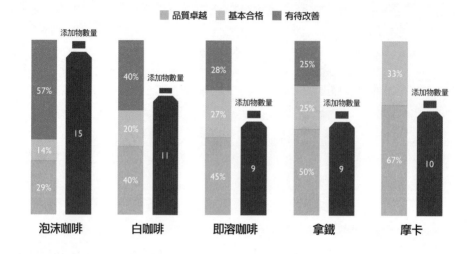

咖啡小科普　　**泡沫咖啡（卡布奇諾）**

這是一種以相同分量的義大利特濃咖啡和蒸氣泡沫牛奶混合製成的義式咖啡。傳統的泡沫咖啡是 1/3 濃縮咖啡、1/3 熱牛奶和 1/3 奶泡，並在上面撒上小粒的肉桂粉。

◆　◆　◆

## ▌高價格並不能成為安心消費的指標

就價格而言，購回的 30 個樣本當中，平均價格為 4 港元／包（約台幣 15 元）。價格最低為 1 港元／包，最高為 11.4 港元／包，相差 11 倍。

其中，價格在 2.7 港元／包以下的樣本，綠魚佔 4 個（45%），黃魚佔 2 個（22%），紅魚佔 3 個（33%）；價格範圍在 2.7 ～ 3.8 港元／包的樣本，綠魚佔 5 個（56%），黃魚佔 1 個（11%），紅魚佔 3 個（33%）；價格在 3.8 港元／包以上的樣本，綠、黃、紅魚比例平均，分別佔 4 個（33.3%）。

總括而言，高價格的樣本好壞參半，並不存在「越貴越安全」的必然定律；反之，價格中等的樣本，在這次檢測中表現較優。

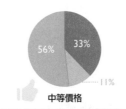

**價格最低**

價格在 2.7 港元 / 包以下的樣本，綠魚佔 45%，黃魚佔 22%，紅魚佔 33%。

**中等價格**

價格介於 2.7-3.8 港元 / 包的樣本中，綠魚佔 56%，黃魚僅佔 11%，紅魚佔 33%。

**價格最高**

價格在 3.8 港元 / 包以上的樣本，綠、黃、紅魚比例平均，均佔 33.3%。

## ■ 食品添加物為毒性源頭

　　食品添加物對食品工業而言十分重要，不單有助改善食品的穩定性、增加色、香、味，同時延長保存期限[20]。然而，某些化學成分卻有機會導致潛在健康風險。在即溶咖啡成分標籤上，奶精粉往往放在最前面，其主要成分包括氫化植物油、葡萄糖漿和酪蛋白，能增強咖啡的速溶性，注入水中形成均勻的奶液狀，但實際上未必含牛奶，多半含有氫化脂肪及反式脂肪，攝取過量會增加體內低密度脂蛋白膽固醇含量，增加罹患心血管疾病的風險。近年亦有科學研究證實，反式脂肪跟罹患阿茲海默症、不孕、乳癌、前列腺癌等有關。

　　另外，即溶咖啡中的營養成分也值得關注，尤其脂肪、熱量及糖攝取量。糖分為即溶咖啡主要成分之一，按照營養標籤所示，個別測試樣本的糖含量達 19 克 / 包，而世界衛生組織（WHO）建議每日糖攝取上限為 50 克，大約 10 茶匙，若以三餐計算，糖攝取量很有可能超標。在 14 個明確標示糖分的檢測樣本中，糖含量介於 0.6 克 / 包～ 19 克 / 包。

　　而根據產品包裝上的沖調指引，發現 8 個樣本的糖分含量超過香港食物安全中心的指引，即每 100 毫升的飲品，糖分不應高於 5 克。超標樣本

20「保存期限」是從製造日期算起，產品可以保持品質的期間。衛生福利部食品藥物管理署《市售包裝食品有效日期評估指引》中將「保存期限」定義為：在特定儲存條件下，市售包裝食品可保持產品價值的期間，其為時間範圍，例如「保存期限：2年」。「有效日期」則是保存產品價值的最終期限，應為時間點，例如「有效日期：○年○月○日」。

的糖分為 6 克～ 10 克不等。台灣衛生福利部有關糖每日建議攝取參考值，已於「國民飲食指標」修訂草案中增訂添加糖攝取量上限不宜超過總熱量 10%，以成人每日攝取熱量 2000 大卡計算，糖攝取應低於 200 大卡，以 1 克糖熱量 4 大卡計算，一天糖攝取量應少於 50 克。而根據國健署調查，「全糖」珍珠奶茶 700 毫升，含糖量近 62 克，幾乎一天一杯就糖量爆表。

　　《Nature》科學雜誌於 2012 年發表的《砂糖的毒性真相》中表明，糖會令人上癮，過量攝取會造成痴肥、糖尿病、心臟病和肝病等疾病。民眾在選購即溶咖啡時，可多留意包裝上的營養及成分標籤，盡量揀選較少糖分及添加物的產品。

## ■ 更多咖啡小科普：

**孕婦切勿喝咖啡**

咖啡因會加快胎兒心跳速率及新陳代謝速度，也會降低母體血液流入子宮的速度，使供應胎兒的血中氧氣量與養分降低，影響胎兒發育。

**是什麼使總膽固醇指數上升呢？**

日本研究發現，傳統濾泡咖啡不會影響膽固醇濃度，但即溶咖啡會明顯提高總膽固醇濃度及低密度脂蛋白。這可能是由於即溶咖啡或三合一咖啡添加了大量的糖和奶精。

**咖啡是美容護膚聖品**

咖啡漿果提取物中含有高濃度的多酚，其擁有強大的抗氧化能力，可改善由光照引起的皮膚老化問題，並且能夠顯著改善斑點、細紋、提亮膚色。

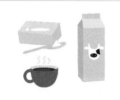

**它們才是真正的咖啡伴侶**

根據個人口味偏好調配即溶咖啡時，建議添加鮮奶和糖，口感也許沒那麼豐富，但更能品嘗到咖啡的香味，而且對身體較好。

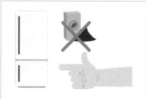

**咖啡粉不喜歡濕氣**

冰箱裡的溫度不穩定，使得水分極易凝結。若經常開合冰箱，溫度和濕度波動大，會加速咖啡粉變質，因此咖啡粉不能放進冰箱儲存。

**和「結塊」說bye-bye**

沖調即溶咖啡時，先倒1/3杯開水，加入1/3咖啡粉，再用湯匙攪拌均勻；不斷重複，每次添加開水和咖啡粉均為1/3，直至添加完畢，能有效防止咖啡粉結塊。

保護肌膚卻可能增加罹癌風險，防曬乳是好是壞？

# 防曬乳

　　夏日炎炎，為遮擋紫外線，很多民眾在室內、室外都會塗防曬乳。但市面上防曬產品琳瑯滿目，除了按個人品牌喜好、膚質及膚色選擇之外，有部分的人更注重產品標榜的防曬係數（SPF）、添加功能如美白、抗黑、保濕、修護、遮瑕、防水等功效，很容易忽略產品本身附加功能或內含的化學物質。

　　小魚親測平台為市售暢銷防曬乳樣本進行檢測，採購了 37 個品牌，共 51 款防曬乳樣本做魚胚胎毒性檢測，當中包括 Biotherm、Innisfree、Sunplay、Anessa 等國際知名品牌。結果顯示，在樣本安全測試中，有 16 款為綠魚、8 款為黃魚、27 款為紅魚。

　　檢測樣本還發現多達 20 種類雌激素成分，18 款樣本的類雌激素超出水中銀安全標準，其中 4 款含量較高的樣本，每克被驗出接近一粒避孕藥的高濃度類雌激素。此外，結果也發現，亞洲品牌樣本的安全性總體優於歐美品牌，而防曬指數越高，安全性越低；含物理防曬活性成分的防曬乳，相對化學防曬及混合物理化學防曬活性成分的防曬乳更安全；接近 90% 的化學防曬乳，安全性未能通過檢測而獲評紅魚，選購時須加倍留意。

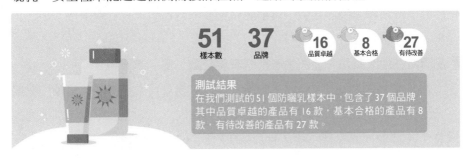

**51** 樣本數　**37** 品牌　**16** 品質卓越　**8** 基本合格　**27** 有待改善

**測試結果**
在我們測試的 51 個防曬乳樣本中，包含了 37 個品牌，其中品質卓越的產品有 16 款，基本合格的產品有 8 款，有待改善的產品有 27 款。

### ▌性價比大對決：防曬乳不是越貴越好，安全性與價格不成正比

抽取的樣本按低、中、高三個價格區間劃分，結果分析如下：

■ 品質卓越　■ 基本合格　■ 有待改善

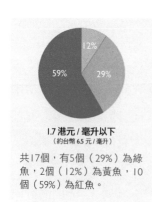

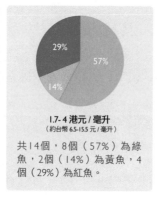

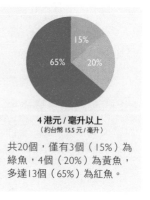

**1.7 港元 / 毫升以下**
（約台幣 6.5 元 / 毫升）

共17個，有5個（29％）為綠魚，2個（12％）為黃魚，10個（59％）為紅魚。

**1.7-4 港元 / 毫升**
（約台幣 6.5-15.5 元 / 毫升）

共14個，8個（57％）為綠魚，2個（14％）為黃魚，4個（29％）為紅魚。

**4 港元 / 毫升以上**
（約台幣 15.5 元 / 毫升）

共20個，僅有3個（15％）為綠魚，4個（20％）為黃魚，多達13個（65％）為紅魚。

採樣的 51 款樣本中，價格最低者為 0.4 港元 / 毫升，最高為 20.6 港元 / 毫升，相差近 52 倍，平均價格為 5 港元 / 毫升。

防曬乳並不是越貴越安全，太便宜的風險也高。低價及高價產品中均有過半數樣本被評為紅魚，表現令人失望；反而中等價位的樣本安全性表現較好。

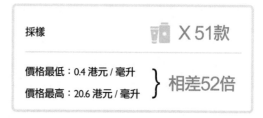

採樣　🧴 X 51款

價格最低：0.4 港元 / 毫升
價格最高：20.6 港元 / 毫升 ｝相差52倍

市面上防曬產品琳瑯滿目，價格差距懸殊，著實讓消費者難以輕易做出正確的消費抉擇，因此綠色小魚推薦榜單在消費指引上就更顯重要了！

### ▌品牌所在地大對決：亞洲生產整體表現較歐、美、澳優勝

就品牌原產地而言，亞洲（中國大陸、台灣、日本，韓國）相較於歐美（法國、德國、美國）及澳洲表現較理想，六成以上的亞洲原產樣本被列入綠魚。21 個亞洲原產樣本中，綠魚佔 13 個（62％），黃魚 4 個（19％），紅

魚 4 個（19%）。其中日本原
產樣本的綠魚比例高達 82%。
歐美與澳洲原產樣本生產整體
表現不理想：在 27 個歐美原產
樣本中，綠魚僅佔 3 個（11%），
黃魚佔 4 個（15%），紅魚佔
20 個（74%）；而澳洲原產
的 3 個樣本則全部被列入紅魚

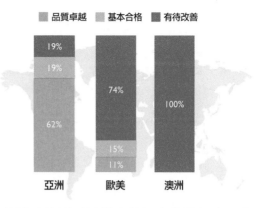

（100%）。令人意外的是，歐美品牌及澳洲品牌樣本的紅魚佔比極高，安
全性令人擔憂，因此消費者在選購時須謹慎。

## ■ 亞洲品牌比較：日本韓國品牌更安全

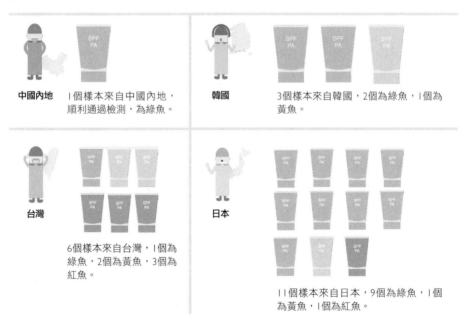

**中國內地** 1個樣本來自中國內地，順利通過檢測，為綠魚。

**韓國** 3個樣本來自韓國，2個為綠魚，1個為黃魚。

**台灣** 6個樣本來自台灣，1個為綠魚，2個為黃魚，3個為紅魚。

**日本** 11個樣本來自日本，9個為綠魚，1個為黃魚，1個為紅魚。

　　亞洲品牌的樣本中，包括了中國內地、台灣、日本、韓國四個地區的品
牌，共計 21 個樣本。亞洲品牌樣本的整體表現讓人較為放心，尤其日本和
韓國品牌的安全性更高。

## ▌歐美品牌比較：整體表現不理想

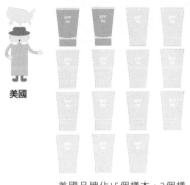

美國

美國品牌佔15個樣本，2個樣本為綠魚。

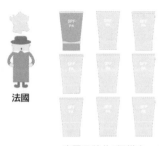

法國

法國品牌佔9個樣本，I個樣本為綠魚。

德國

德國品牌佔3個樣本，但全部未能通過生物檢測，均為紅魚。

　　歐美品牌的樣本中，主要包括了美國、法國、德國三地的品牌。歐美品牌共計 27 個樣本，所檢測的防曬乳整體安全性不高，某知名防曬乳甚至被驗出含有高濃度類雌激素，含量堪比避孕藥。德國品牌樣本全部未能通過生物檢測，安全性亦令人擔憂。

## ▌三大類型防曬產品中，物理防曬是最安全的選擇

　　防曬乳一般可分為物理防曬、化學防曬以及混合防曬（物理＋化學）三種類型，其具體安全性分析如下：物理防曬樣本安全性較為出色，有 4 個（80％）為綠魚，1 個（20％）為黃魚；化學防曬樣本安全性則令人擔憂，僅有 2 個（11％）為綠魚，多達 17 個（89％）為紅魚；混合防曬樣本安全性也不太理想，5 個（28％）為綠魚，4 個（22％）為黃魚，9 個（50％）為紅魚。

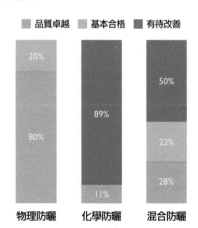

## ■ 防曬乳小科普：

**物理防曬**

物理防曬產品中含有二氧化鈦及氧化鋅，前者能阻隔UVB和短光波的UVA，後者能阻隔UVB及所有波長的UVA。由於這兩類物質較安全、無刺激性，因此相對也較為安全，但缺點是質感偏黏膩，塗抹時會泛白。

**化學防曬**

化學防曬又稱防曬劑，含有二苯酮-3、4-甲基亞苄亞基樟腦、桂皮酸鹽等活性成分。長期使用化學防曬，容易影響內分泌系統，增加患上生殖系統疾病的風險，應避開含有這些成分的防曬產品。

**混合防曬**

混合防曬結合了物理和化學兩種防曬原理。物理防曬的效果優於化學防曬，但在防曬時長及質感上，化學防曬彌補了物理防曬的缺陷。不過，各種防曬成分混合在一起，容易因產生化學反應而影響安全性。

進行戶外活動時，建議挑選物理防曬乳配合防曬裝備，例如先塗上適量防曬乳後，再穿上長袖衣物或撐陽傘，以達到防曬目的。

## ■ 化學防曬乳樣本中，發現多達 20 種類雌激素成分

這次檢測在將近 90% 的化學防曬樣本中發現多達 20 種類雌激素成分，其中出現頻率較高且危害性較大的成分有：二苯酮 -3（12 個樣本）、4- 甲基亞 亞基樟腦（2 個樣本）、桂皮酸鹽（20 個樣本）等。

以上化學成分均屬類雌激素，能被皮膚快速吸收，並經由血液輸送到身體各部位，影響人體健康。例如，二苯酮 -3 能引發皮膚敏感；4- 甲基亞苄亞基樟腦會導致甲狀腺功能減退，令兒童智力、身體發育遲緩，成人出現脫髮、疲勞等症狀；桂皮酸鹽則能經由血液混入母乳，透過母體由嬰兒吸收，影響下一代健康。

身體長期吸收這些化學成分，容易破壞生理平衡、增加罹癌風險、造成生殖能力下降等不良後果。

儘管化學防曬乳阻隔了紫外線帶來的傷害，但當中所含活性成分卻會損害人體的內分泌功能，增加罹癌風險。因此，防曬也要注重安全，不應盲目追求防曬效果。

【報告回顧】小魚親測之前發布的 BB 霜檢測報告中，提到含有防曬指數的 BB 霜產品安全性，結果顯示隨著 SPF 指數上升，安全係數有明顯下降的趨勢。那份報告也同時提及：SPF 15 的防曬乳能阻擋 93% 的 UVB；SPF 30 的防曬乳能阻擋 97%；而 SPF 值為 45 的產品則可以阻擋 98%。因此，SPF 值越高的產品並不代表防曬效果越顯著，SPF30 以上的防曬產品效果幾乎沒有太大區別。

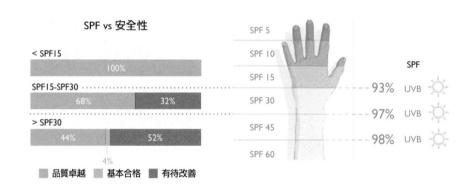

## 健康小錦囊　選用適合的防曬產品適度塗抹

香港中文大學醫學院家庭科專科醫生周壯群指出：「孕婦、嬰兒、發育中的兒童及青少年較容易受內分泌干擾物（如類雌激素）影響。防曬乳內的化學成分能被皮膚快速吸收，繼而進入血液並輸送到身體各部位，科學研究已證實，防曬乳成分可於母乳、乳房組織、胎盤、臍帶血……中發現。其中的類雌激素成分，如較常見的化學防曬劑及被廣泛使用的對羥基苯甲酸酯（Paraben）類防腐劑，會干擾我們的內分泌系統，造成諸多不良後果。」

周醫生提醒家長們，兒童皮膚較稚嫩敏感，有些成人防曬乳含香料、防腐劑，容易引起皮膚敏感或濕疹，最好選用成分簡單的兒童專用防曬乳。另外，6 個月以下嬰兒不應使用防曬乳，並且避免被太陽直曬；民眾進行戶外活動前 30 分鐘便應塗抹防曬乳。若排汗多，或是進行水上活動，要勤於補塗防曬，但切忌厚塗，增加毛孔阻塞的機會。不管防曬指數多少，所有防曬乳的功效大概維持 2

小時，過後每個沒被遮蓋的部位要再次補塗。曝曬後要多喝水，為身體補充足夠水分，同時塗抹適量乳霜，滋潤皮膚。

◆ ◆ ◆

## ■ 防曬乳小知識：

在古希臘，參加奧運的裸男為了防曬而將橄欖油塗滿全身，防曬歷史從此展開。

伊麗莎白時期的女性為了防止被太陽曬黑，不惜戴上醜陋的面具。

雲層無法阻隔UVA（長波紫外線），因此在任何天氣或季節都要做好防曬。

唇部也要防曬，紫外線會導致唇部缺水、脫皮以及唇色變深。

防曬不是淺膚色人士的專利，非洲人也是會被曬黑的。

紫外線能曬黑皮膚，也能曬出雀斑。

## ■ 多防曬乳小科普：

如果喜歡皮膚黝黑點，是否就可以不塗防曬呢？

**絕對不行！**
紫外線除了能加速色素合成，令人變黑之外，還會破壞皮膚保濕功能，使肌膚變得乾燥，損傷彈力纖維，產生細紋，嚴重者更會發展成色素性皮膚癌。

什麼是「受曬資本」？

普通人的「受曬資本」為5,000小時，超過上限會引起皮膚癌，但這個時間包括曝曬和所有與陽光的接觸。日曬次數越多，扣分越多，當受曬資本都扣完了，皮膚再接觸陽光就很危險了。

為什麼下雪天更要防曬呢？

 冬雪對紫外線的反射會令輻射增加雙倍，特別是在高海拔地區。早春也要注意，儘管溫度較低，但太陽的紫外線輻射卻是意想不到的強烈。

 防曬也要從小開始？

 **這個當然！**
兒童肌膚比較幼嫩敏感，而成人防曬乳多數含有香料、防腐劑等成分，容易引起皮膚過敏，應為孩子挑選專用的防曬乳！而6個月以下嬰兒不宜使用防曬品，也要避免被太陽直曬。

 什麼情況下要補塗防曬乳？

 首先，在接觸陽光前30分鐘，就應塗抹好防曬乳，以便發揮功效。通常塗一次防曬，效果可維持2小時，之後就要再塗抹。如果排汗多，或進行水上活動，更應該勤加補擦防曬品。

 塗上厚厚的防曬乳，就可以任意曬太陽了嗎？

 過量的防曬乳會堵塞毛孔，容易長痘痘，所以絕對不能塗太厚！曝曬會加速身體水分蒸發，因此曝曬後要多喝水，為身體補充水分。同時要做好曬後修復工作，滋潤皮膚。

常溫下久久不融化的冰淇淋，是練了特異功能？

# 冰淇淋

　　烈日當空，冰淇淋成為夏日消暑佳品。然而，澳洲一則有關冰淇淋在戶外曝曬五天未見融化的國際新聞，引來全球極大的迴響，很多人感到錯愕之餘，亦擔心冰淇淋中添加成分會給人體帶來負面影響。平台因此採購了 9 個冰淇淋品牌，共 29 款冰淇淋樣本做魚胚胎毒性檢測，當中包括國際知名品牌如 Nestlé、Häagen-Dazs、Dreyer's、Mövenpick、LILY & RAN 等。

　　結果顯示，在樣本安全測試中，有 12 個樣本獲得代表品質卓越的綠魚、7 個樣本為基本合格的黃魚、10 個樣本是有待改善的紅魚。

　　所有檢測樣本標示的添加物成分均符合多國法規之使用建議，但在以全球領先的生物測試技術 Testing 2.0 檢測後，發現所使用的魚胚胎接觸過部分冰淇淋樣本提取物，分別出現發育變異甚至死亡的情況，證實部分樣本包含現有傳統技術未能探測的有毒物質。

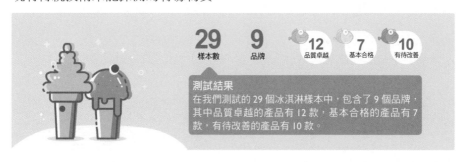

**29** 樣本數　　**9** 品牌　　**12** 品質卓越　　**7** 基本合格　　**10** 有待改善

**測試結果**
在我們測試的 29 個冰淇淋樣本中，包含了 9 個品牌，其中品質卓越的產品有 12 款，基本合格的產品有 7 款，有待改善的產品有 10 款。

12 款冰淇淋安全榜單查看網址：https://goo.gl/uQnsMx

## 價格對比：高價位冰淇淋的安全性並不突出

就價格而言，購回的 29 款樣本當中，平均價格為 20.3 港元 /100 毫升（約台幣 78 元 /100 毫升）。價格最低為 2.7 港元 /100 毫升，最高為 30.4 港元 /100 毫升，相差近 12 倍。

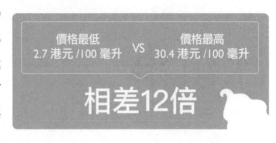

將抽取樣本劃分為低、中、高三個價格區間：19.6 港元 /100 毫升以下的樣本共 10 個，綠魚佔 4 個（40%），黃魚佔 3 個（30%），紅魚佔 3 個（30%）；價格範圍在 19.6～21.7 港元 /100 毫升的樣本共 10 個，綠魚佔 3 個（30%），黃魚佔 4 個（40%），紅魚佔 3 個（30%）；價格在 21.7 港元 /100 毫升以上的樣本共 9 個，綠魚佔 5 個（56%），紅魚佔 4 個（44%）。

■ 品質卓越　■ 基本合格　■ 有待改善

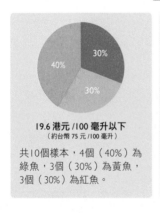

**19.6 港元 /100 毫升以下**
（約台幣 75 元 /100 毫升）

共10個樣本，4個（40%）為綠魚，3個（30%）為黃魚，3個（30%）為紅魚。

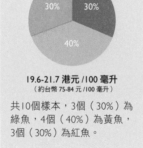

**19.6-21.7 港元 /100 毫升**
（約台幣 75-84 元 /100 毫升）

共10個樣本，3個（30%）為綠魚，4個（40%）為黃魚，3個（30%）為紅魚。

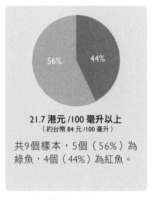

**21.7 港元 /100 毫升以上**
（約台幣 84 元 /100 毫升）

共9個樣本，5個（56%）為綠魚，4個（44%）為紅魚。

總括來說，大部分低價與中等價位冰淇淋的品質安全並不理想，綠魚比例低於一半，高價冰淇淋的紅魚比例居高不下，因此選購冰淇淋時價格未必是最重要的考量。

## 品牌所在地比較：瑞士品牌樣本更安全

本次抽樣主要抽取了來自香港、日本、瑞士、美國、紐西蘭等地的品牌。

在比較不同「品牌所在地」的數據時，瑞士品牌樣本的安全性表現較其他地區好。

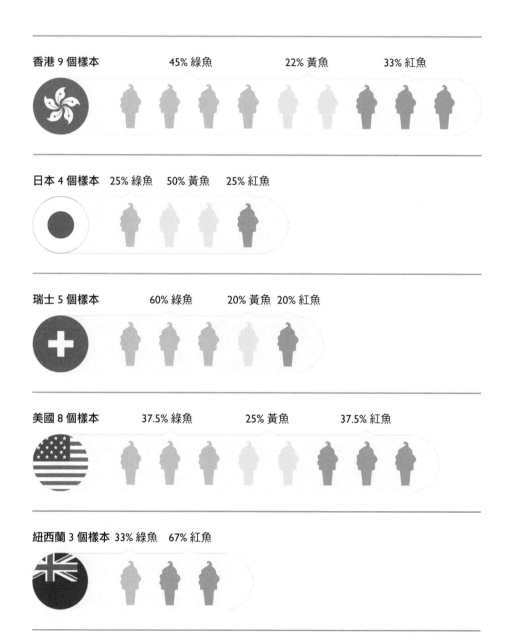

香港 9 個樣本　　45% 綠魚　　22% 黃魚　　33% 紅魚

日本 4 個樣本　25% 綠魚　50% 黃魚　25% 紅魚

瑞士 5 個樣本　　60% 綠魚　　20% 黃魚 20% 紅魚

美國 8 個樣本　　37.5% 綠魚　　25% 黃魚　　37.5% 紅魚

紐西蘭 3 個樣本　33% 綠魚　　67% 紅魚

## ▌添加物即使未超標，也不代表安全

冰淇淋的原料一般包括奶、水、糖、雞蛋等，之所以能凝固成型，與添加物有著莫大的關係。

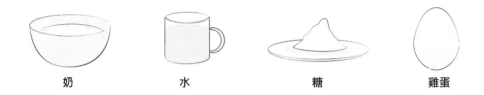

奶　　　　　　水　　　　　　糖　　　　　　雞蛋

【事件回顧】2017 年 8 月，澳洲一名老奶奶在超市買了一個三明治冰淇淋給她的孫子，小孫子拆包裝時不小心弄掉兩塊，她想說就留在草地上給昆蟲和小鳥吃好了。沒想到冰淇淋在戶外經過整整 4 天的曝曬，居然絲毫沒有融化的跡象，甚至沒有任何動物或昆蟲靠過去舔食。之後有專家指出，這種不融化的冰淇淋無疑是加入了膠質。製造商也向媒體承認，為了減緩冰淇淋融化的過程，產品中的確有加了增稠劑。

29 個檢測樣本中，最常見的添加物成分為瓜爾膠（22 個樣本）、槐豆膠（15 個樣本）以及卡拉膠（15 個樣本），這些成分均是常見的食品穩定劑和增稠劑。若按照多國法規所規定的範圍使用，適量的添加物將不會對健康構成直接風險。

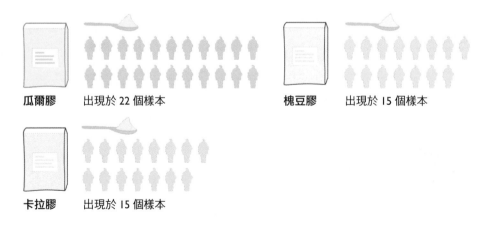

**瓜爾膠**　出現於 22 個樣本　　　　　**槐豆膠**　出現於 15 個樣本

**卡拉膠**　出現於 15 個樣本

然而，現時的通用檢測方法僅對較常見或有可能出現的有害和有毒化學物質進行風險評估，並沒有對其他有機會出現的化學物質，以及在混合效應下所出現的毒性效應做出具體的測試。

## 「膠」的小科普　卡拉膠與黃原膠

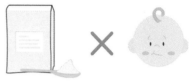

**卡拉膠**

　　卡拉膠（Carrageenan）又稱鹿角菜膠，是以數種海藻提煉的天然產物，為食品工業中應用非常廣泛的添加物。不過針對在嬰幼兒食品中的用量，世界衛生組織、歐盟食品安全局（European Food Safety Authority, ESFA）和中國食品藥品監管局都有限制。同時歐盟食品安全局亦規定 4 個月以下的嬰兒食品不能使用卡拉膠。

　　黃原膠（Xanthan gum）又稱三仙膠，是經過細菌發酵之後產生的複合多醣體，常被添加在食物中做為增稠劑或穩定劑。但根據歐盟食品安全局 2017 年重估報告，黃原膠可能含有鉛、砷、鎘和汞等重金屬，因此計畫修改其內含重金屬的限量，確保它不會成為食物中有毒成分的主要來源。

◆ ◆ ◆

　　如果食品添加物未超標，理論上不會對人體造成危害。但是合法並不代表安全，多種添加物或添加物與原料混合時，不排除會出現毒性效應的可能，影響冰淇淋的安全性。

　　關於冰淇淋中常見的添加物，香港營養師學會認可營養師李杏榆女士在媒體發布會上表示：「卡拉膠是從紅藻中提煉出來的，常用於冰淇淋及奶製品，有凝膠、增稠及乳化功用，用以改善食品的口感；而瓜爾膠與槐豆膠均屬天然膠質，主要功能為乳化、增稠及穩定。

　　「其他如食用色素及防腐劑，亦普遍用於冰淇淋中，但這些化學添加物並不是必需品。以色素為例，可以是天然或是人工合成，用於取代原材料，加到冰淇淋裡面，令顏色看上去更鮮豔、更具吸引力。但過去有研究指出，兒童攝入太多色素可能會誘發過動，影響情緒。」

# ■ 冰淇淋小知識：

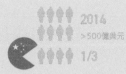

冰淇淋曾經是精英和貴族才可享用的甜點。

2014年，全球冰淇淋銷量突破500億美元，其中1/3都是中國人吃掉的。

在北方，冬天冰淇淋放路邊賣，不需要冰櫃儲存。

對印度人來說，咖哩就是生命，於是有了咖哩口味的冰淇淋。

日本公司推出了一種在常溫下可保持1小時不融化的冰淇淋。

為滿足生產工藝和消費者需求，無法避免於冰淇淋中加入食品添加物。

禍從口入!小心潤唇變毀唇!

# 護唇膏

　　每年一到秋天,有些人嘴唇就容易乾裂、脫皮,這時候護唇膏頓時成了護唇的好幫手,藥妝店架上產品更是多不勝數。其中有部分護唇膏包裝上會標示添加功能,如藥用防曬、防水、有效淡化唇紋、解決黯淡唇色、修復受壓皮膚細胞等,顯得用途很廣泛,消費者選購時往往忽略了這些添加功能所包含的化學物質,一旦過量攝入可能提高健康風險。

　　為了幫民眾的健康把關,小魚親測平台採購了 30 個品牌,共 31 款護唇膏樣本做魚胚胎毒性檢測,當中包括 NIVEA、Innisfree、Curél、Kiehl's、MAYBELLINE、Mentholatum(曼秀雷敦)等國際知名品牌。結果在樣本安全測試中,有 16 款樣本顯示為綠魚、4 款為黃魚、11 款為紅魚。

　　同時也發現,8 款標榜具防曬功能的護唇膏樣本中,有 7 款未能通過慢性毒物測試(類雌激素),其中數款國際知名品牌護唇膏的類雌激素含量相對水中銀安全指標高出 11 倍以上;另於急性毒物測試中,亦發現急性毒超標樣本相對安全指標高達 24 倍以上,懷疑是添加成分如棕櫚酸維他命 A、二苯酮 -3、丁羥甲苯等,在單獨或混合效應下產生毒性反應。

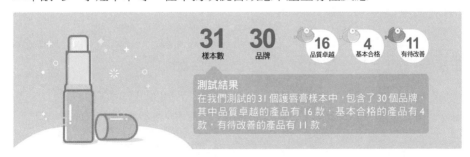

**31** 樣本數　**30** 品牌　**16** 品質卓越　**4** 基本合格　**11** 有待改善

**測試結果**
在我們測試的 31 個護唇膏樣本中,包含了 30 個品牌,其中品質卓越的產品有 16 款,基本合格的產品有 4 款,有待改善的產品有 11 款。

16 款護唇膏安全榜單查看網址：https://goo.gl/HM9vuS

### ■ 性價比對決：便宜也有好貨！

將護唇膏樣本按低、中、高三個價格區間劃分，結果分析如下：

■ 品質卓越　■ 基本合格　■ 有待改善

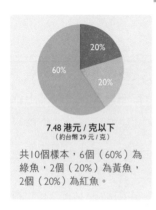

**7.48 港元／克以下**
（約台幣 29 元／克）

共 10 個樣本，6 個（60%）為綠魚，2 個（20%）為黃魚，2 個（20%）為紅魚。

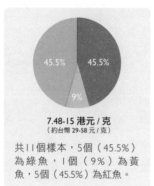

**7.48-15 港元／克**
（約台幣 29-58 元／克）

共 11 個樣本，5 個（45.5%）為綠魚，1 個（9%）為黃魚，5 個（45.5%）為紅魚。

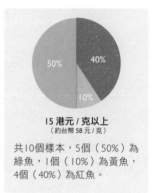

**15 港元／克以上**
（約台幣 58 元／克）

共 10 個樣本，5 個（50%）為綠魚，1 個（10%）為黃魚，4 個（40%）為紅魚。

採樣的 31 個樣本中，價格最低為 2.2 港元／克，最高為 56.86 港元／克，相差近 26 倍，平均價格為 15.3 港元／克（約台幣 59 元／克）。

| 價格最低 2.2 港元／克 | VS | 價格最高 56.86 港元／克 |
| --- | --- | --- |

**相差26倍**

從上面圓餅圖分析結果可以發現，低價位護唇膏樣本有超過 60% 通過安全檢測，安全性比中等價位及高價位樣本高，且有逾半數中等價位和高價位樣本未能通過生物檢測。

### ■ 品牌所在地比較：亞洲樣本超過六成通過生物檢測

此次抽驗的護唇膏品牌主要來自亞洲、歐美和大洋洲等地區。檢測結果發現，在「品牌所在地」類別的數據對比中，亞洲品牌的護唇膏樣本超過六成通過生物檢測，被評為綠魚產品，安全性讓人比較放心。

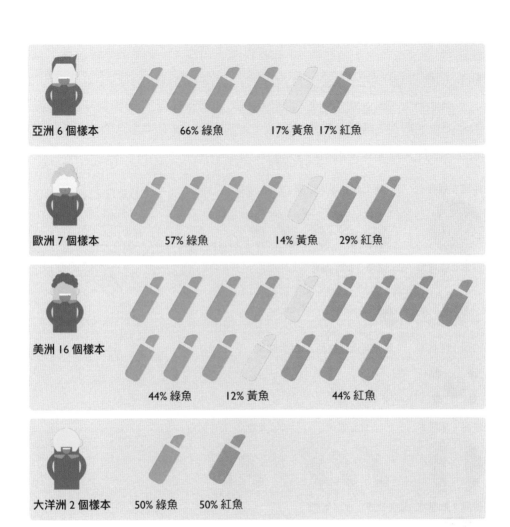

亞洲 6 個樣本　　　　66% 綠魚　　17% 黃魚 17% 紅魚

歐洲 7 個樣本　　　　57% 綠魚　　　14% 黃魚　 29% 紅魚

美洲 16 個樣本

44% 綠魚　　12% 黃魚　　　　44% 紅魚

大洋洲 2 個樣本　　50% 綠魚　　50% 紅魚

## ▍哪國產品最令人放心？中國產護唇膏安全性最高

就產地而言，主要選取在中國、日本、韓國、法國、德國、美國和澳大利亞出產的護唇膏，共計 31 個樣本進行檢測。

31 個樣本中，5 個產自中國內地，全部通過檢測，為綠魚（100%）；2 個產自日本，1 個（50%）為綠魚，1 個（50%）為黃魚；2 個產自韓國，均未能通過檢測，為紅魚（100%）；6 個產自法國，3 個（50%）為綠魚，1 個（17%）為黃魚，2 個（33%）為紅魚；2 個產自德國，1 個（50%）為綠魚，1 個（50%）為紅魚；13 個產自美國，6 個（46%）為綠魚，2 個（15%）

為黃魚，5 個（39%）為紅魚；1 個產自澳大利亞，未能通過生物檢測，為紅魚（100%）。

　　總括來說，就品牌所在地，亞洲相比歐洲、美洲及大洋洲的表現較理想，六成以上的亞洲品牌樣本被列入綠魚；就護唇膏生產地，與品牌所在地結果相若，亞洲表現尤以中國內地生產較歐美理想。

**中國 5 個樣本**　　　全部順利通過檢測，100% 綠魚

**日本 2 個樣本**　50% 綠魚　　50% 黃魚

**韓國 2 個樣本**　　均未能通過檢測，100% 紅魚

**法國 6 個樣本**　　　　50% 綠魚　　　17% 黃魚　　33% 紅魚

**德國 2 個樣本**　50% 綠魚　　50% 紅魚

**美國 13 個樣本**　　　46% 綠魚　　　　　15% 黃魚　　　39% 紅魚

**澳大利亞 1 個樣本**　未能通過檢測，100% 紅魚

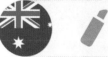

## ▌慢性毒檢測：防曬護唇膏中發現類雌激素！

完成檢測的 31 款護唇膏樣本，其中 8 個樣本標示擁有防曬功能。

經生物檢測發現，其中 8 款防曬護唇膏有 7 個樣本未能通過慢性毒物測試，被評為紅魚。

---

**護唇膏小科普** 　**為什麼護唇膏要有防曬功能？**

由於沒有色素保護，雙唇比身體上任何其他部位皮膚都要嬌嫩，更容易受到紫外線的傷害，加上唇彩等化妝品會放大紫外線，增加嘴唇被烈日灼傷的機率，因此製造商為護唇膏添加了防曬功能，以達到唇部防曬效果。

◆◆◆

---

在紅魚樣本中發現不同的化學防曬成分，如二苯酮 -3（6 個樣本）、甲氧基肉桂酸乙基己酯（8 個樣本）、奧克立林（2 個樣本）、胡莫柳酯、二甲基 PABA 乙基己酯、水楊酸乙基己酯和丁基甲氧基二苯甲醯基甲烷。以上成分均屬類雌激素物質，有可能會令生物產生毒性反應。

歐盟及英國註冊毒理學家陳雪平博士舉例說明：「二苯酮 -3 屬防曬成分，可阻擋 UVB 及部分 UVA，但會穿透皮膚引發過敏反應。特別值得關注的是，這種化學品會干擾人體的內分泌系統，改變雌激素平衡，影響正常發育。美國環保組織 EWG 強烈建議不要選擇含有此成分的化妝品。

「而棕櫚酸維他命 A 是維他命 A 的衍生物，具抗氧化功能，可防腐。但醫學上已經證實，過量攝取維他命 A 有機會影響脂肪代謝，導致肝臟毒性增加、中老年婦女骨質密度下降及容易骨折，甚至造成胎兒畸形。挪威衛

生部門早在 2012 年就警告孕婦及哺乳婦女避免使用含維他命 A 的產品。至於丁羥甲苯屬防腐劑，可能引起皮膚炎及過敏，令肺癌腫瘤加速增長。」

此外，檢測也發現有 15 個樣本加了石蠟成分，如礦脂、礦油、Petroleum jelly、Petrolatum 等。石蠟是一種保濕物質，由於其保濕功能較差，未能鎖住水分，令嘴唇「越搽越乾」，同時有機會致敏。另有多達 21 個樣本摻入香料成分，如檸檬醛、香葉醇、香茅醇、芳樟醇、沉香醇等，亦可能導致皮膚過敏、痕癢，甚至色素性化妝品皮炎（pigmented cosmetic dermatitis）。

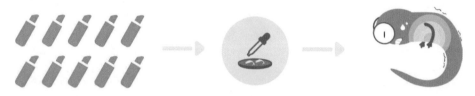

幾款國際知名品牌護唇膏　　　　　慢性毒物測試　　　　　發現類雌激素

世界衛生組織與聯合國已指出，類雌激素可能導致人體各種疾病，如癌症、生殖能力下降、神經系統紊亂、兒童性早熟、糖尿病等。建議消費者選購護唇膏時，多留意產品成分標示，以功效較基本、添加成分少的為首選。

## ■ 護唇膏小知識：

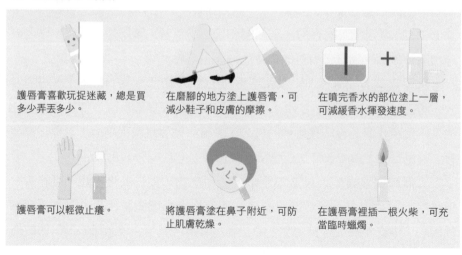

護唇膏喜歡玩捉迷藏，總是買多少弄丟多少。

在磨腳的地方塗上護唇膏，可減少鞋子和皮膚的摩擦。

在噴完香水的部位塗上一層，可減緩香水揮發速度。

護唇膏可以輕微止癢。

將護唇膏塗在鼻子附近，可防止肌膚乾燥。

在護唇膏裡插一根火柴，可充當臨時蠟燭。

**①** **查外觀**
如果表面無光澤或不平滑、
有氣孔，即為劣質產品。

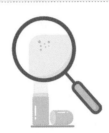

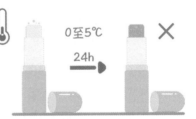

**②** **高溫法**
在44～46℃環境放
置24小時，如出現
軟化現象，即為劣
質產品。

44至46℃　24h　✕

**③** **低溫法**
在0～5℃環境放置24
小時，恢復室溫後，
如出現異常現象，即
為劣質產品。

0至5℃　24h　✕

你吃進肚子的口紅，可能是防腐劑派來的魔鬼！

# 口紅（唇膏）

　　每位女士的化妝包內都會常備一支口紅，一年四季任何場合，口紅都是裝扮的好幫手。一般消費者選購口紅時，多半會考量品牌、顏色、閃亮效果、香味和水潤性等元素，往往忽略產品標籤上列舉的化學添加成分。做為女士的隨身物品，必須細心留意口紅所含有害化學成分，以免長期過量攝入而危害健康。此次平台採購了 23 個品牌，共 31 個口紅樣本做魚胚胎毒性檢測，當中包括 YVES SAINT LAURENT、L'Oréal、Shu Uemura、CHANEL、REVLON、MAYBELLINE、Max Factor、Innisfree 等國際知名品牌。

　　結果顯示，在 31 款口紅樣本安全測試中，有 23 款為綠魚、3 款為黃魚，5 款為紅魚。毒性超標最高的歐洲口紅樣本，經急性毒物測試，毒性較同類型產品比較下所訂立安全標準高出近 17 倍；而在慢性毒物測試中，該樣本亦表現出高毒性，導致所有測試魚胚胎死亡。團隊於成分篩查發現近半數口紅含有不同化學防腐成分，這些類雌激素物質容易被身體吸收，潛伏於母乳、乳房組織、臍帶血或甚至胎盤，禍延後代。另有部分產品添加石蠟、香料，可能會刺激皮膚，重則引致急性過敏性唇炎。

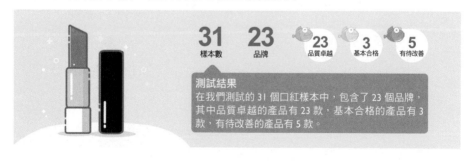

**31** 樣本數　**23** 品牌　**23** 品質卓越　**3** 基本合格　**5** 有待改善

測試結果
在我們測試的 31 個口紅樣本中，包含了 23 個品牌，其中品質卓越的產品有 23 款，基本合格的產品有 3 款，有待改善的產品有 5 款。

## ▌品牌所在地比較：亞洲品牌樣本安全性較優勝

本次抽檢的口紅品牌，主要來自亞洲、歐洲和美洲三大地區。其中亞洲品牌樣本共 6 個，全部通過測試，100% 為綠魚；歐洲品牌樣本共 14 個，10 個（71%）為綠魚，4 個（29%）為紅魚；美洲品牌樣本共 11 個，7 個（64%）為綠魚，3 個（27%）為黃魚，1 個（9%）為紅魚。

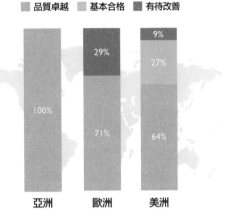

測試結果發現，在「品牌所在地」類別的數據對比中，亞洲品牌的樣本全部通過生物檢測，被評為「品質卓越」，較歐美地區的品牌樣本更安全。

## ▌低價口紅安全性反而更高

將抽取的口紅樣本按低、中、高三個價格區間劃分，結果分析如下：

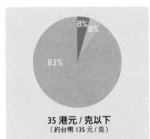

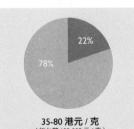

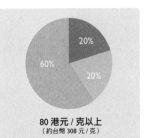

**35 港元 / 克以下**
（約台幣 135 元 / 克）

共 12 個樣本，10 個（84%）為綠魚，1 個（8%）為黃魚，1 個（8%）為紅魚。

**35-80 港元 / 克**
（約台幣 135-308 元 / 克）

共 9 個樣本，7 個（78%）為綠魚，2 個（22%）為紅魚。

**80 港元 / 克以上**
（約台幣 308 元 / 克）

共 10 個樣本，6 個（60%）為綠魚，2 個（20%）為黃魚，2 個（20%）為紅魚。

採樣的 31 個樣本中，價格
最低為 22.9 港元 / 克，最高為
210.5 港元 / 克，相差超過 9 倍，
平均價格為 62.3 港元 / 克（約
台幣 240 元 / 克）。

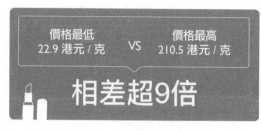

從圓餅圖分析結果可清楚看出，這次檢測低、中、高三個價位的口紅樣
本，均有超過半數通過安全檢測。值得一提的是，超過八成的低價位樣本被
評為綠魚，顯示安全性更高。

**唇膏小科普　口紅的出汗現象**

將口紅放在 36℃以上的環境就會出汗。從化學結構角度來看，配方越簡單的
口紅，出汗現象越嚴重。為解決這個問題，有廠商就在裡面添加膠凝劑。

大部分的口紅含有多種化學物質，例如為了讓各種原料融合而添加的溶劑，以
及色素、石蠟、乳化劑、香料等口紅主要成分。檢測結果證實，若添加了不合格的
化學成分，或成分間融合後產生化學反應，會直接影響口紅的品質，增加毒性風險。

◆　◆　◆

### ■ 慢性毒檢測：產品中發現類雌激素成分

在慢性毒物測試中，有 5 個樣本（16%）未能通過檢測。

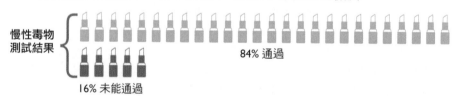

慢性毒物
測試結果

84% 通過

16% 未能通過

口紅樣本成分列表中，發現 20 個樣本分別含有不同化學防腐劑成分，
譬如較常見的丁羥甲苯（Butylated hydroxytoluene, BHT）（12 個樣本）以及
對羥基苯甲酸酯（Parabens）類防腐劑（2 個樣本）。防腐劑成分有機會令
皮膚致敏，越塗越癢。早在幾年前全球已有多個國家對 Parabens 類防腐劑的
使用進行修訂。

丁羥甲苯

出現於 12 個樣本

對羥基苯
甲酸酯

出現於 15 個樣本

　　丹麥從 2012 年開始禁用 Parabens 類防腐劑於兒童產品，成為第一個禁用國家。歐盟化妝品法規《EC1223/2009》及中國《化妝品安全技術規範》分別於 2014 年及 2015 年起禁用五種 Parabens 類防腐劑，包括：

1. 對羥基苯甲酸異丙酯（Isopropylparaben）
2. 對羥基苯甲酸異丁酯（Isobutylparaben）
3. 對羥基苯甲酸苯酯（Phenylparabe）
4. 對羥基苯甲酸苄酯（Benzylparaben）
5. 對羥基苯甲酸戊酯（Pentylparaben）

　　現時，對羥基苯甲酸丙酯（Propylparaben）和對羥基苯甲酸甲酯（Methylparaben）是製造商最廣泛使用的 Parabens 類防腐劑，消費者可多加留意產品上的成分標示，小心選購。

### 唇膏小百科　　口紅的儲存及使用

　　口紅塗在嘴唇上，難免會和唾液直接接觸，而相比起其他化妝品，口紅體積容量更小，但受到汙染的機率反而更高。因此，為防止口紅變質和降低氧化速度，製造商會在產品中添加防腐劑成分，以延長產品使用期限。

　　關於口紅的儲存方式，要留意避免放置於高溫、潮濕的地方，如枱燈旁或浴室、洗手間，以免增加接觸細菌的機會，加速產品變質。另外，在塗口紅時，可以使用唇掃，以避免沾到唾液，滋生細菌。

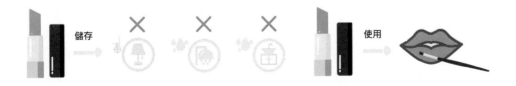

## ■ 唇膏小知識：

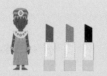

古埃及人鍾情於紅色、橙色和
黑色唇膏

英國女王發明了大紅唇，締造
出永恆的紅唇風潮。

不論中西方，古時候的男女生
都愛塗口紅。

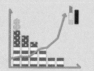

在美國，每當經濟蕭條時，口
紅的銷量反而有增無減。

中國古代，女子將唇印留於白
手帕上，送給心上人以示愛
慕。

實驗證明，一支3.5克的口紅可
以吻出561個唇印。

逆齡神效是真精華，還是禁用成分的化學作用！

# 面霜

　　隨著年齡增長、季節轉換，肌膚開始容易出現細紋、乾燥、脫皮等現象，適量塗上面霜，可為面部肌膚注入水分，長效保養。但市售面霜產品琳瑯滿目，除依品牌喜好、膚質及價格挑選，有部分人更著重包裝標示的添加功能，如緊緻、保濕、美白、抗氧化、抗敏舒緩、防曬等。同樣地，許多消費者往往忽略添加功能所涉及的化學物質，長期攝入可能構成嚴重健康風險。於是小魚親測平台抽樣搜集了 30 個知名面霜品牌，共 30 款面霜樣本做魚胚胎毒性檢測，當中包括 SK-II、Estee Lauder、LANEIGE、FANCL 等。

　　結果顯示，在 30 款面霜樣本安全測試中，17 款樣本為代表品質卓越的綠魚、1 款樣本為代表基本合格的黃魚、12 款樣本為代表有待改善的紅魚。團隊於成分篩查中發現，有多款樣本含國際禁用成分、釋放致癌物成分，以及已知類雌激素成分。其中類雌激素成分已獲多份國際研究證實容易被身體吸收，透過母體傳遞而影響下一代成長發育。消費者在選購面霜時，最好多比較產品包裝上的成分列表，選用功效較基本，少防腐、防曬、香料、酒精等成分的面霜。

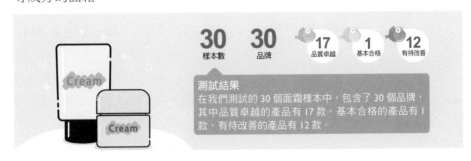

**30** 樣本數　　**30** 品牌　　**17** 品質卓越　　**1** 基本合格　　**12** 有待改善

**測試結果**
在我們測試的 30 個面霜樣本中，包含了 30 個品牌，其中品質卓越的產品有 17 款，基本合格的產品有 1 款，有待改善的產品有 12 款。

### ▌中等價位面霜安全性較低、高價位優勝，價格相差 500 倍

先將抽取的面霜樣本按低、中、高三個價格區間劃分，進行結果分析：

■ 品質卓越　■ 基本合格　■ 有待改善

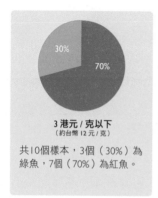

**3 港元 / 克以下**
（約台幣 12 元 / 克）

共10個樣本，3個（30%）為
綠魚，7個（70%）為紅魚。

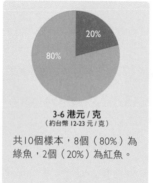

**3-6 港元 / 克**
（約台幣 12-23 元 / 克）

共10個樣本，8個（80%）為
綠魚，2個（20%）為紅魚。

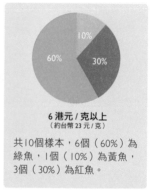

**6 港元 / 克以上**
（約台幣 23 元 / 克）

共10個樣本，6個（60%）為
綠魚，1個（10%）為黃魚，
3個（30%）為紅魚。

採樣的 30 個樣本中，價格最低為 0.1 港元 / 克，最高為 50 港元 / 克，相差近 500 倍，平均價格為 6.5 港元 / 克（約台幣 25 元 / 克）。縱觀

> 價格最低
> 0.1 港元 / 克　VS　價格最高
> 50 港元 / 克
>
> **相差近500倍**

低、中、高三個價格區間樣本的表現，中、高價位的安全性表現較好，而中等價位樣本表現最為卓越。

### ▌成分篩查發現國際禁用成分

■ 表現理想　■ 有待改善

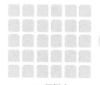

**30 個樣本**

**成分篩查**

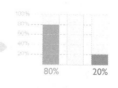

80%　　20%

**成分篩查結果**

成分篩查的結果，24 個（80%）樣本表現理想，其中 6 個（20%）樣本被查出含有禁用成分。

羥苯異丁酯（出現於 1 個樣本），是一種對羥基苯甲酸酯類防腐劑，即前述對羥基苯甲酸異丁酯（Isobutylparaben），屬於類雌激素，長期使用易集聚體內，增加罹癌風險。中國和歐盟已將它納入禁用名單。

甲基異噻唑啉酮（Methylisothiazolinone）（出現於 3 個樣本），是一種強效的殺菌和防腐劑，其致敏性值得關注，歐盟於 2016 年 4 月 16 日起禁用。

另外，還發現了紅色 4 號（CI14700）和橙色 4 號（Orange4）兩款被歐盟和美國禁用的色素。其他在面霜樣本中發現的常用防腐劑，如丁羥甲苯（Butylated hydroxytoluene, BHT）（出現於 2 個樣本）、二羥甲基二甲基乙內醯脲（DMDMH）（出現於 1 個樣本）及對羥基苯甲酸酯（Parabens）類防腐劑（出現於 11 個樣本）等。

丁羥甲苯可引起皮膚炎及過敏症狀，有國際毒理研究指出過量攝入有機會令肺癌腫瘤加速增長。歐盟化妝品及非食品科學委員會亦證實二羥甲基二甲基乙內醯脲可釋放甲醛致癌物，刺激皮膚，長期大量攝入可誘發癌症。丁羥甲苯及對羥基苯甲酸酯均屬已知類雌激素，可引發上述提過的疾病，包括癌症，且懷孕婦女更有機會把身體所吸收的類雌激素物質傳給下一代。科學研究已證實，這些物質可透過母乳、乳房組織、臍帶血甚至胎盤，經由胎兒的腦部、呼吸系統、腸道、皮膚等攝入，造成胎兒發育畸形，甚至日後出現兒童性早熟、癡肥等健康問題。」

可見面霜產品當中普遍存在防腐劑。消費者選購面霜保養，要小心研究具體成分，避免用到有害或劣質成分的產品。小魚親測平台綠魚優品榜單提供正確清晰的指引，消費者在購買前可預做參考。

順帶一提，面霜樣本中也發現致敏香料成分（出現於 6 個樣本）及石蠟（出現於 3 個樣本）。香料部分：丁香酚（Eugenol）、香豆素（Coumarin）、羥基香茅醛（hydroxycitronellal）、香葉醇（Geraniol）、香茅醇（Citronellol）、苯甲醇（Benzyl Alcohol）、苯甲酸苄酯（Benzyl Benzoate）、檸檬醛（Citral）、水楊酸苄酯（Benzyl salicylate）、d- 檸檬油精（D-limonene limonene）等均屬已知過敏香料，用來提升芳香效果，有機會導致皮膚過敏、痕癢，甚至色素性化妝品皮炎（pigmented cosmetic dermatitis）。石蠟部分：Petroleum jelly、 petrolatum、礦脂、礦油等，是一種平價及通用的保濕物質，然而保濕功能較差，未能有效鎖住水分，唇部皮膚因較其他皮膚組織幼嫩，容易致敏。

■ 面霜小知識：

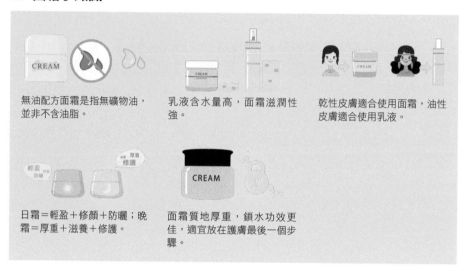

無油配方面霜是指無礦物油，並非不含油脂。

乳液含水量高，面霜滋潤性強。

乾性皮膚適合使用面霜，油性皮膚適合使用乳液。

日霜＝輕盈＋修顏＋防曬；晚霜＝厚重＋滋養＋修護。

面霜質地厚重，鎖水功效更佳，適宜放在護膚最後一個步驟。

■ 更多使用面霜的小知識：

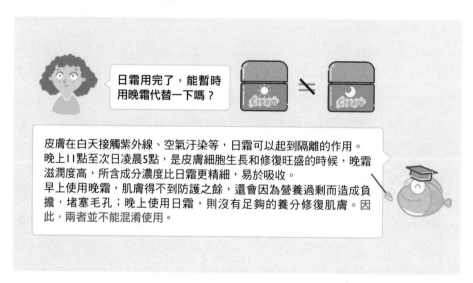

日霜用完了，能暫時用晚霜代替一下嗎？

皮膚在白天接觸紫外線、空氣汙染等，日霜可以起到隔離的作用。
晚上11點至次日凌晨5點，是皮膚細胞生長和修復旺盛的時候，晚霜滋潤度高，所含成分濃度比日霜更精細，易於吸收。
早上使用晚霜，肌膚得不到防護之餘，還會因為營養過剩而造成負擔，堵塞毛孔；晚上使用日霜，則沒有足夠的養分修復肌膚。因此，兩者並不能混淆使用。

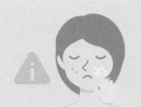

「痘痘肌是因為補水不足」，應多用面霜？

首先，長痘痘跟油脂過多、毛孔堵塞有著密不可分的關係。
面霜含有如石蠟、礦脂等封閉劑成分，鎖水保濕功能比較突出。
假如長痘痘時使用過多保濕產品，更容易造成毛孔堵塞，阻礙皮膚恢復。

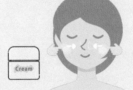

正確的面霜塗抹手法是？

對大多數人來說，T字部位是出油重災區，直接點塗面霜會過油，所以建議面霜的按摩從臉頰開始，然後逐漸帶到T區。

　　還有其他更多的產品報告不能盡錄，有興趣的朋友可自行上「小魚親測」官方網頁（www.fishqc.com）查看，這個平台的願景／理念是希望透過世界領先的生物測試技術 Testing 2.0，比法規更嚴格的檢測與標準，加強食品、藥品、化妝品等日常用品的安全，幫助消費者開啟更健康的生活，讓大家都能透過「小魚親測」，很方便地獲得科學與客觀產品安全資訊，做出更明智的消費選擇，呵護自己和家人，保護環境。作者能和團隊參與其中，實在感覺非常榮幸。

國家圖書館出版品預行編目資料

不想禍延三代，你該知道的環境荷爾蒙：消費覺
醒！慎選更安全與友善環境的產品 /杜偉樑
著. -- 初版 -- 臺北市：商周出版：家庭傳
媒城邦分公司發行, 2018. 06
　面；　公分. -- (科學新視野；144)
　ISBN 978-986-477-479-1 (平裝)

　1.毒理學 2.環境汙染

418.8　　　　　　　　　　107008824

科學新視野 144

# 不想禍延三代，你該知道的環境荷爾蒙

## ──消費覺醒！慎選更安全與友善環境的產品

作　　　者／杜偉樑（Jimmy Tao）
企 畫 選 書／黃靖卉
責 任 編 輯／林淑華

版　　　權／翁靜如、林心紅、吳亭儀
行 銷 業 務／張媖茜、黃崇華
總　編　輯／黃靖卉
總　經　理／彭之琬
發　行　人／何飛鵬
法 律 顧 問／元禾法律事務所王子文律師
出　　　版／商周出版
　　　　　　台北市 104 民生東路二段 141 號 9 樓
　　　　　　電話：(02) 25007008　傳真：(02)25007759
　　　　　　E-mail：bwp.service@cite.com.tw
發　　　行／英屬蓋曼群島商家庭傳媒股份有限公司城邦分公司
　　　　　　台北市中山區民生東路二段 141 號 2 樓
　　　　　　書虫客服服務專線：02-25007718；25007719
　　　　　　24 小時傳真專線：02-25001990；25001991
　　　　　　服務時間：週一至週五上午 09:30-12:00；下午 13:30-17:00
　　　　　　劃撥帳號：19863813；戶名：書虫股份有限公司
　　　　　　讀者服務信箱：service@readingclub.com.tw
　　　　　　城邦讀書花園 www.cite.com.tw
香港發行所／城邦（香港）出版集團
　　　　　　香港灣仔駱克道 193 號 _ E-mail：hkcite@biznetvigator.com
　　　　　　電話：(852) 25086231　傳真：(852) 25789337
馬新發行所／城邦（馬新）出版集團【Cite (M) Sdn Bhd】
　　　　　　41, Jalan Radin Anum, Bandar Baru Sri Petaling, 57000 Kuala Lumpur, Malaysia.
　　　　　　電話：(603) 90578822　傳真：(603) 90576622

封 面 設 計／李東記
內 頁 設 計／林曉涵
插　　　畫／陸家權
印　　　刷／中原造像股份有限公司
經　銷　商／聯合發行股份有限公司　新北市231新店區寶橋路235巷6弄6號2樓
　　　　　　電話：(02) 29178022　傳真：(02) 29110053

■ 2018 年 6 月 19 日初版　　　　　　　　　　　　　　　　Printed in Taiwan
定價 380 元

城邦讀書花園
www.cite.com.tw

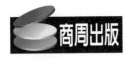

廣 告 回 函
北區郵政管理登記證
北臺字第000791號
郵資已付，免貼郵票

104　台北市民生東路二段141號2樓

英屬蓋曼群島商家庭傳媒股份有限公司城邦分公司　收

請沿虛線對摺，謝謝！

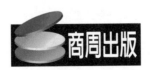

書號：**BU0144**　　　書名：不想禍延三代，你該知道的環境荷爾蒙 編碼：

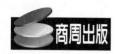 商周出版

# 讀者回函卡

感謝您購買我們出版的書籍！請費心填寫此回函
卡，我們將不定期寄上城邦集團最新的出版訊息。

不定期好禮相贈！
立即加入：商周出版
Facebook 粉絲團

姓名：＿＿＿＿＿＿＿＿＿＿＿＿＿＿＿＿＿＿＿＿ 性別：□男 □女

生日：西元＿＿＿＿＿＿＿年＿＿＿＿＿月＿＿＿＿＿日

地址：＿＿＿＿＿＿＿＿＿＿＿＿＿＿＿＿＿＿＿＿＿＿＿

聯絡電話：＿＿＿＿＿＿＿＿＿＿ 傳真：＿＿＿＿＿＿＿＿

E-mail：

學歷：□ 1. 小學 □ 2. 國中 □ 3. 高中 □ 4. 大學 □ 5. 研究所以上

職業：□ 1. 學生 □ 2. 軍公教 □ 3. 服務 □ 4. 金融 □ 5. 製造 □ 6. 資訊

　　　□ 7. 傳播 □ 8. 自由業 □ 9. 農漁牧 □ 10. 家管 □ 11. 退休

　　　□ 12. 其他＿＿＿＿＿＿＿＿＿＿＿＿＿＿＿＿＿＿

您從何種方式得知本書消息？

　　　□ 1. 書店 □ 2. 網路 □ 3. 報紙 □ 4. 雜誌 □ 5. 廣播 □ 6. 電視

　　　□ 7. 親友推薦 □ 8. 其他＿＿＿＿＿＿＿＿＿＿＿

您通常以何種方式購書？

　　　□ 1. 書店 □ 2. 網路 □ 3. 傳真訂購 □ 4. 郵局劃撥 □ 5. 其他＿＿＿

您喜歡閱讀那些類別的書籍？

　　　□ 1. 財經商業 □ 2. 自然科學 □ 3. 歷史 □ 4. 法律 □ 5. 文學

　　　□ 6. 休閒旅遊 □ 7. 小說 □ 8. 人物傳記 □ 9. 生活、勵志 □ 10. 其他

對我們的建議：＿＿＿＿＿＿＿＿＿＿＿＿＿＿＿＿＿＿

＿＿＿＿＿＿＿＿＿＿＿＿＿＿＿＿＿＿＿＿＿＿＿＿＿

＿＿＿＿＿＿＿＿＿＿＿＿＿＿＿＿＿＿＿＿＿＿＿＿＿